¡Mami, tengo hambre!

¡Mami, tengo hambre!

Buena alimentación para los pequeños

Jeanne Warren Lindsay, MA
Jean Brunelli, PHN
Sally McCullough

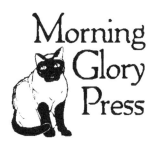

Morning Glory Press

Buena Park, California

¡*Mami, tengo hambre!*
(En inglés: *Mommy, I'm hungry!*)
es parte de una serie de siete libros. Otros títulos:
Tu embarazo y el nacimiento de tu bebé: Guía para padres adolescentes
(En inglés: *Your Pregnancy and Newborn Journey: A Guide
for Pregnant Teens*
Crianza del recién nacido (En inglés: *Nurturing Your Newborn*)
El primer año del bebé
(En inglés: *Your Baby's First Year*)
La disciplina hasta los tres años
(En inglés: *Discipline from Birth to Three*)
El reto de los párvulos
(En inglés: *The Challenge of Toddlers*)
Teen Dads: Rights, Responsibilities and Joys

Nota: Las ediciones "regulares" de los títulos arriba mencionados están
escritas para un nivel de lectura de sexto grado.
*Your Preganancy and Newborn Journey, Nurturing Your Newborn
Your Baby's First Year,* y *Discipline from Birth to Three* también se
pueden obtener en ediciones de lectura fácil adecuadas
para el segundo grado que usa la Flesch Grade Level Formula.

**Library of Congress Cataloging-in-Publication Data
disponible a petición**

ISBN 978-1-932538-75-5

MORNING GLORY PRESS, INC.
6595 San Haroldo Way   Buena Park, CA 90620-3748
714/828-1998   1/888-612-8254
email info@morningglorypress.com
www.morningglorypress.com
Impreso y encuadernado en Los Estados Unidos de América

Contenido

Prefacio

Nosotras las autoras (Jeanne, Sally y Jean) al sumar los años de las tres, hemos trabajado con madres y padres adolescentes por un total de 72 años. Muchísimos de nuestros estudiantes han criado a sus hijos maravillosamente.

Sin embargo, nos preocupaba ver a bebés y párvulos a quienes les daban comida inapropiada que no les ayudaría a desarrollarse tan bien como podría ser. A veces una mamá le daba a su bebé comida sólida antes de que su sistema digestivo estuviera lo suficientemente maduro para digerirla. Antes de un año, a un niño le podrían dar papas fritas y otras comidas rápidas. A veces a los párvulos les calificaban como melindrosos o caprichosos, y algunos aparentemente comían muy poco que no fuera galletas y bebidas de frutas o sodas.

Estas madres, hay que entenderlo, hacían lo que consideraban lo mejor para sus niños. Tal vez no tenían especial interés en la nutrición. O tal vez no estaban enteradas de la importancia de darle a su niño alimentos saludables.

Por supuesto que no son sólo las madres/los padres muy jóvenes los que siguen este patrón de dar comidas pobremente elegidas para sus hijos. Madres y padres de mayor edad a menudo se encuentran en la misma situación.

Por eso decidimos escribir este libro. No sugerimos que tú y tus niños dejen de comer totalmente comidas rápidas. No decimos que debes pasar horas en la cocina preparando recetas complicadas para cada comida. Lo que decimos es que debes escoger alimentos de cada uno de los grupos básicos de alimentos –frutas y verduras, productos lácteos, granos y proteínas— y añadir sólo una pequeña porción de comida chatarra o de comida rápida de cuando en cuando; tu niño gozará de salud óptima enseguida y tendrá menos posibilidades de obesidad en la adolescencia.

Nota: Aunque el libro lleve por título *¡Mami, tengo hambre!*, *no* significa que se ha escrito exclusivamente para mamás. Los papás pueden desempeñar un papel importante, y a menudo lo desempeñan, para guiar a sus hijos hacia los alimentos saludables que necesitan.

Ojalá que ustedes, tanto mamás como papás, consideren que este libro es interesante y útil.

¡Buen provecho para ti y tu familia!

Jeanne Warren Lindsay
Jean Brunelli, PHN
Sally McCullough

Prólogo

Me siento emocionada con *¡Mami, tengo hambre!* – un nuevo libro sobre nutrición para madres/padres adolescentes y sus hijos. La educación sobre la nutrición es esencial para la atención prenatal de calidad y la alimentación de los pequeños. Sin embargo, con frecuencia la guía es limitada o se refiere inadecuadamente a las necesidades especiales de madres y padres jóvenes.

La información en este libro trambién es útil para la familia extensa al apoyar a madres y padres jóvenes en la selección de alimentos saludables para sí mismos y para su bebé.

Uno de los aspectos más notables de este libro es que las necesidades de alimentación y nutrición, una materia que no interesa a muchos jóvenes, se presenta en términos prácticos y fáciles de entender. Las narrativas individuales de las jóvenes madres hablan directamente a otras adolescentes para reforzar prácticas de alimentación positivas tanto para madres embarazadas como para sus pequeños.

Las guías para la nutrición se presentan cronológicamente desde el embarazo hasta los años preescolares con capítulos extra sobre compra de alimentos (la despensa) y recetas fáciles de

preparar para los niños pequeños. Sin embargo, una madre frus-
trada de un niño melindroso o caprichoso puede ir directamente a
ese capítulo para ayudarse sin tener que leer los primeros
capítulos.

La presentación sencilla de este libro presenta varios temas
que generalmente no aparecen en un libro sobre nutrición.
Estos temas incluyen una explicación de las diferencias entre la
porción que sirve y la que se consume, discusión sobre dietas
vegetarianas durante el embarazo y para niños desde la infancia
hasta la preescuela, así como sugerencias para comprar alimentos
nutritivos dentro del presupuesto que uno tiene.

Buenas selecciones de alimentos durante el embarazo proporcionan la base para que el feto crezca y se convierta en un
bebé saludable. Este libro es un instrumento de aprendizaje muy
valioso ya que incluye discusión sobre los retos que encuentran
los adolescentes, como la comida rápida y la obesidad.

MiPirámide, del Departamento de Agricultura de EE. UU.
(USDA por las siglas en inglés), es la guía de alimentación que
se sigue en este libro. Usar MiPirámide, en vez de modas de
alimentación, para planear las comidas va a asegurar que los
alimentos proporcionen los nutrientes necesarios.

La hora de comer es muy importante para los bebés y todos
los niños. No sólo proporciona alimentos nutritivos para la buena
salud sino que también es el momento para que los niños se
apeguen a mamá y/o papá y la proveedora de atención. Es una
oportunidad para desarrollar rituales familiares tales como que
todos los miembros de la familia se sienten a la mesa al mismo
tiempo en vez de estar frente al televisor.

Uno de los mejores regalos para un nuevo bebé es que la
mamá le dé el pecho el mayor lapso posible, preferiblemente un
año, de acuerdo con la American Academy of Pediatrics (siglas
AAP en inglés para la Asociación Americana de Pediatría. La
leche materna tiene la cantidad perfecta de nutrientes necesarios
para el crecimiento y desarrollo del bebé, para los recién nacidos,
es más fácil de digerir, y tiene los anticuerpos que les ayudan a
luchar contra las infecciones y enfermedades.

La lactancia también es buena para mamá. No sólo ahorra

tiempo y dinero--¡también le sirve para rebajar las libras que aumentó durante el embarazo!

Las autoras consideran los problemas que enfrenta una joven que tiene que regresar a la escuela o al trabajo y que también sabe que su bebé necesita tomar el pecho. Si asiste a una escuela donde existe guardería, esto no debe ser gran problema.

Si el bebé no puede ir a la escuela o al trabajo con su mamá, las autoras explican que la mamá se puede extraer la leche dos o tres veces al día e inmediatamente guardarla en la refrigeradora. La leche extraída se puede entonces llevar a la cuidadora para que se la dé al bebé al día siguiente.

Igualmente, explican que la leche extraída le da al papá o a los abuelos la oportunidad de dar de comer al bebé de vez en cuando.

Buenas fuentes de asistencia para problemas de lactancia incluyen La Leche League y el Special Supplemental Nutrition Program for Women, Infants, and Children (WIC).

Ya que las circunstancias varían de una persona a otra, ciertas madres optan por dar biberón/mamila/mamadera a su bebé. La fórmula fortificada con hierro es suficiente para los primeros seis meses. Para esta edad, el bebé necesita nutrición adicional y está listo para las comidas sólidas.

Las actitudes familiares, gusto/antipatía a ciertos alimentos y las prácticas alimentarias culturales/étnicas van a influir en los hábitos de alimentación del niño. En *¡Mami, tengo hambre!* las autoras describen distintas técnicas para introducir nuevas comidas, observar para ver señas de hambre y saciedad, preparar en casa papillas para el bebé e identificar comidas que pueden presentar a los bebés y párvulos el peligro de ahogarse o atorarse

A medida que la bebé pasa a la etapa de párvulo, estará en capacidad de beber de una taza, comer con las manos cosas como galletitas/bizcochitos de dentición (¡no papas fritas!) y pequeñas cantidades de comida de mesa pero picada, majada o en puré.

Se discuten asuntos como instar a probar las legumbres y entendérselas con "melindrosos" o "caprichosos" para comer.

Es importante recordar que una ración para un párvulo es mucho más pequeña que la de un adulto.

Si mamá y papá ingieren con regularidad comida rápida, cereales azucarados y sodas, el niño va a exigir las mismas comidas. Esto probablemente va a resultar en un preescolar gordifloncito que necesita atención dental y ha adquirido hábitos alimentarios pobres, lo cual puede tener un impacto negativo en su cuerpo durante largo tiempo.

El sobrepeso es una preocupación a cualquier edad. Es particularmente pernicioso para un niño porque puede ser objeto de burlas, de problemas físicos y emocionales y puede estar a un alto riesgo de convertirse en un adulto gordo.

Un estudio fechado en septiembre de 2006, por parte del Institute of Medicine, indica que la tercera parte de los niños y jóvenes de EE.UU. corren riesgo de hacerse obesos. Durante los últimos 30 años, la cantidad de niños de 2-5 años con obesidad se ha triplicado a 14 por ciento, lo que convierte la obesidad infantil en una preocupación de salud pública en los Estados Unidos.

El primer frente de batalla en la guerra contra la obesidad empieza en casa. Los hábitos que gratificarán a los niños con buena salud incluyen desayunar, consumir alimentos nutritivos, hacer ejercicio apropiado, no pasar mucho tiempo frente a la televisión o en juegos de video y limitar las comidas con calorías vacías.

Seguir las guías o pautas de la Pirámide de alimentación para niños que se pressenta en *¡Mami, tengo hambre!* servirá a madres/padres para planear y servir comidas nutritivas a sus pequeños. Participar en actividades físicas, como perseguirse y bailar, será ejercicio para músculos grandes y quemará calorías, bueno para toda la familia, inclusive los más pequeñitos.

Millones de personas optan diariamente por una comida barata al paso en un restaurante de comida rápida. Nos encontramos rodeados por mensajes de comida rápida tanto en casa por televisión como en la comunidad, donde los restaurantes se encuentran en todas las esquinas. La atracción de comida barata, de no tener que cocinar y tal vez también de ese juguete gratis para los niños es difícil de resistir.

Pocos son quienes se detienen a considerar el valor nutricional de las comidas para sí mismos y para sus niños.

Las autoras no insisten en que toda comida rápida es mala. Lo que hacen es dar ejemplos de menús de comida rápida que proporcionan no más de una cuarta parte de las necesidades individuales diarias de calorías, carbohidratos, grasas y sal. Escriben ellas:

"No te decimos que toda la comida rápida es mala. Te sugerimos que selecciones bien cuando comas comida rápida".

Las madres jóvenes que asisten a la escuela o trabajan enfrentan lo de la atención del bebé. Podría ser que la abuela esté a la disposición, o tal vez en la escuela existe un programa de guardería. Cualquiera que sea la opción, la joven madre tiene que considerar las opciones en términos de lo que es mejor para su niño/niña.

Tuve el privilegio de laborar durante once años con adolescentes embarazadas y en crianza en un programa escolar; y por catorce años en el Departamento de Estado de California. Numerosas estudiantes embarazadas que asistían a mi programa escolar llegaban con hábitos alimentarios deficientes e irregulares, insuficientes no sólo para sus propias necesidades nutricionales sino que también comprometían la salud del niño nonato.

Las jóvenes mamás a menudo se sorprendían al enterarse de que muchas de las comidas que pensaban darles "a probar" a sus hijos, como papas fritas, son inadecuadas y/o peligrosas.

Esta experiencia fue inestimable para cuando tuve la oportunidad de desarrollar política pública a nivel estatal para un programa comprensivo para estas jóvenes. El resultado fue el California School Age Families Education (Cal-SAFE), un programa escolar patrocinado por el estado con el fin de incrementar la disponibilidd de servicios de apoyo para estudiantes embarazadas/en crianza y proporcionarles a sus niños guardería/servicios de desarrollo.

Uno de los servicios de apoyo obligatorios es proveer suplementos nutricionales a las mamás embarazadas.

Para hacer uso del servicio de guardería subvencionado, las madres tienen que participar en educación para la crianza. Aquí aprenden nutrición y prácticas alimentarias saludables tanto para sus hijos como para sí mismas.

Se puede encontrar información adicional sobre Cal-SAFE en la red (web), **http://www.cde.ca.gov/ls/cg/pp**

Las autoras de este libro, Jeanne Warren Lindsay, Jean Brunelli y Sally McCullough, juntas suman más de 72 años de laborar estrechamente con adolescentes embarazadas y en crianza. Con esta vasta experiencia, *¡Mami, tengo hambre!* refleja ese conocimiento, sensibilidad y discernimiento para con estas jóvenes y el reto que enfrentan.

¡Mami, tengo hambre! es un instrumento significativo para aprender sobre la nutrición y buenas prácticas de salud durante el embarazo y acerca de dietas apropiadas para niños desde la infancia hasta los años preescolares. Por supuesto que el libro se puede usar solo o junto con otras estrategias de instrucción.

Además de las propias madres jóvenes, *¡Mami, tengo hambre!* es un inestimable recurso para educadores, profesionales de atención infantil, trabajadores sociales, cuidadores de niños y abuelos para apoyar a las madres embarazadas y en crianza en cuanto a la implementación de óptimas prácticas dietéticas. La comunidad de profesionales que laboran con estas jóvenes apreciarán esta excelente adición de Morning Glory Press a su gran cantidad de recursos escritos especialmente para esta población.

Ronda Simpson-Brown, consultora principal de programas (jubilada)
Cal-SAFE Program, California Department of Education

Reconocimientos

Antes que nada, queremos agradecer a las madres jóvenes, cuyos comentarios añaden tanto a este libro. Conversar con cada una de ellas y escuchar cómo expresan el amor y la preocupación por sus hijos fue todo un placer. Estas jóvenes incluyen a Alejandra Castillo, Amanda Lachca, Amber Flick, Angenique Graves, Anjelicca Marchese, Autumn Hannold, Axciriz Palma, Breanna Wallace, Brenda Ortega, Crystal Melendez, Donna Cruz, Gladys Medina, Heidi Chavez Vazquez, Jerica Pacheco, Jessica Boutelle, Jessica Hayes, Jessica Pyper, Julianna Kostar, Kayla Kaiser, Kayla Lane, Latisha Sherman, Marcia Mann, Maria Flores, Maria Negrete, Mayra Calderon, Mayra Durazo, Myina Rodriguez, Nicole Arnold, Nicole Caston, Patricia Cruz, Robin Lewis, Samantha Gibson, Shardá Harris, Sierra Huff, Tuesday Boyd, Valeria Maldonado, Whitney Burkett y Yesenia Herrera.

Estas encantadoras madres nos fueron recomendadas por maestros y otras personas de todos los Estados Unidos. Apreciamos profundamente la ayuda que nos brindaron. Entre ellos están Judy Gustafson, Darlene E. Yoquelet, Helen Richards, Betty Ann Morton, Bob Gross, Peggy McNabb, Laura Barhydtl, Laura Severson de la Torre, Shirley Swartwood, Deberra

Grazier, Julie Toman, Pat Bohannon, Pepi Baker, Josephine Cravalho, Theresa Arnold, Renee Radicella y Heidi Sauvey. Si se nos ha quedado el nombre de alguien, le pedimos que nos perdone.

Queremos agradecer especialmente a las generosas personas que nos aconsejaron y/o hicieron crítica constructiva al manuscrito. Juanita Weber, directora del programa California School Age Families Education (Cal-SAFE), nos apoyó enormemente. Ronda Simpson-Brown, ex consultora principal del programa Cal-SAFE, escribió el prólogo. La apreciamos mucho. Agradecemos a Becky Escoto sus comentarios sobre atención infantil en grupos. Agradecemos a Mary Shimer, R.D., su ayuda para localizar información sobre dietas vegetarianas.

Entre los otros que leyeron el manuscrito y ofrecieron sugerencias se encuentran Vicki Lansky, Diane Smallwood, Martha Roper, Glen Jacobson, Pati Lindsay, Dee Jacobson, Marilyn Simpson, Betty Overley, Julie Tolman y Lola Jane Collinge.

Angela Allen-Hess y Shirleen Larson organizaron las tomas de fotos de la fotógrafa Colleen Magera. Sam Westcott y Erin Lindsay proporcionaron dos de las fotos. Jami Moffett tuvo la responsabilidad de los hermosos dibujos.

Tim Rinker diseñó la portada y Steve Lindsay hizo la crítica del trazado del libro.

Eve Wright corrigió muchas pruebas y, en general, mantuvo a Morning Glory Press sana y salva durante este tiempo. ¡Gracias, Eve!

Mike Brunelli y Stuart McCullough proporcionaron mucho amor y apoyo mientras se escribía este libro. Las hijas Sue Brunelli Leas y Evelyn McCullough Reitz proporcionaron algunas de las recetas y sugerencias del capítulo final. Y por último, yo, Jeanne, quiero expresar las gracias a Bob, en memoria por su apoyo de los libros anteriores. ¡A él le hubiera gustado éste, de estar vivo!

Jeanne Warren Lindsay   *Jean Brunelli*   *Sally McCullough*

A las madres jóvenes
que hemos conocido y querido,
quienes dan tanto de sí para que sus hijos
tengan vidas satisfactorias y saludables.

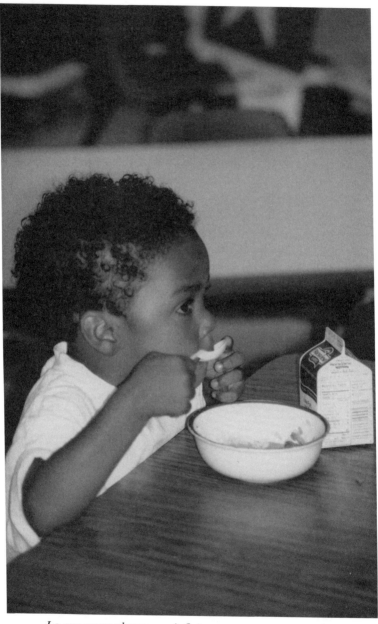

Lo que come ahora va a influir enormemente en su salud en los años venideros.

Introducción

- Lo que oyes
- Las buenas selecciones
- Recursos para mayor información
- Recién llegadas a Estados Unidos
- Comprar y cocinar con tu niño

Las mamás y los papás deben ser ejemplo para sus bebés. Si el bebé te ve comiendo comida rápida, comida chatarra, va a desarrollar ese hábito. Cuando quieras que coma buena comida, no va a querer—él te va a copiar.
Delores, 18 – Enriko, 21/2

En casa no tenemos soda, jamás. No la compramos y la tomamos muy raramente. En un tiempo si lo hacía; es asombroso cuánto rebajas de peso cuando dejas de tomar soda. Es algo así raro si es sólo eso lo que haces para rebajar.
Hannah, 18 – Mackenzie, 41/2

Lo que oyes

Es probable que al crecer los anuncios de televisión te bombardearan constantemente. "Consume esto y estarás hermosísima". "Elige esta comida rápida y encontrarás amor". "La gente inteligente bebe esta marca".

Ahora tu niña ve constantemente los mismos llamativos anuncios de comida rápida grasosa, sodas azucaradísimas y cereales que contienen casi más dulce que nutrientes. La llevas contigo a la tienda y exige este cereal y esa bebida porque la TV dice que las debe ingerir.

No sólo tienes que vértelas con muchos anuncios comerciales en casi todos los programas infantiles de TV sino que también vas a encontrar un restaurante de comida rápida en casi todas las esquinas. ¿Y quién quiere cocinar cuando puede comprar fácilmente papas fritas, hamburguesas dobles con tocino, y soda?

¿Qué puede hacer una madre, pues?

Quieres que tu niño sea saludable. No quieres que esté gordiflón ahora o cuando sea adolescente, ni nunca, que digamos.

No quieres que corra el riesgo de sufrir enfermedades que pueden resultar de la mala nutrición, tales como diabetes o asma. Pero en nuestra cultura, es un verdadero reto lograr esas metas para tu niño.

Ojalá que este libro te sirva para ayudarle a tu niña a que aprenda a comer los alimentos que le darán la oportunidad de tener una vida satisfactoria como la persona saludable que tú quieres que sea.

Mencionamos mucho los nutrientes. Un nutriente es una "sustancia nutritiva," según el diccionario. Consumir regularmente alimentos con alto contenido de los nutrientes principales es una parte sumamente importante de mantener saludables nuestros cuerpos.

Los cinco nutrientes principales son vitaminas, minerales, proteína, carbohidratos, grasa y agua. Necesitamos cantidades abundantes de casi todos estos nutrientes. Sin embargo, debemos limitar las grasas y los azúcares en nuestra dieta y en la de nuestros niños.

Las buenas selecciones

Por supuesto que tenemos capítulos que sugieren buenas opciones de comida para las distintas etapas entre la concepción y los cinco años. Consideramos por separado las necesidades del embarazo y de la madre lactante (porque así es como se alimenta mejor a un niño entre la concepción y los seis meses), del bebé de 6 a 12 meses, del párvulo y del preescolar.

No presentamos, sencillamente, los alimentos que necesitan tú y tu niño en las distintas etapas. También tenemos un capítulo que enfoca las comidas rápidas. (Sí, puedes elegir cosas saludables en casi todos los restaurantes de comida rápida, pero se requieren buenos planes y firmeza de tu parte.)

En otro importante capítulo se comparten sugerencias variadas para ayudarte a que ayudes a tu niño a evitar la obesidad. Es posible que estos dos capítulos te parezcan especialmente interesantes.

También discutimos la planificación de una dieta vegetariana saludable, así como las necesidades alimenticias en las

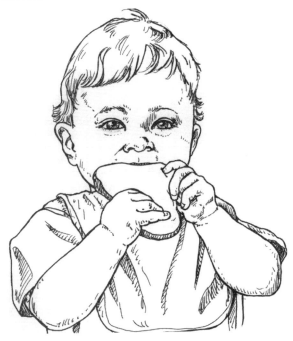

guarderías.

¿Resides con tus padres o con los padres de tu pareja? Si tú no tienes la responsabilidad de las comidas que se sirven en tu casa, podría ser un poquito más difícil hacer los cambios que tal vez te gustaría hacer en los hábitos alimentarios de tu niño. La comunicación con la familia extensa podría ser clave. Tal vez vas a compartir algunas de estas sugerencias sobre la enseñanza a bebés, párvulos y preescolares para disfrutar de gran variedad de comidas saludables. Si decides que tú y tu niño necesitan disminuir la cantidad de comida rápida que consumen, tal vez podrías pedir ayuda a tu familia para que te ayude a hacerlo.

Recursos para mayor información

La investigación en asuntos de nutrición se actualiza constantemente. Es casi seguro que vas a encontrar artículos en tu periódico que hablan de nuevos descubrimentos, cómo tal o cual alimento va a hacer maravillas con tu salud. Estos artículos no son siempre los mejores recursos para decidir qué comer. ¡Y sin la menor duda, los anuncios de televisión no lo son!

Por todo este libro hemos seguido las guías para la buena nutrición proporcionadas por el USDA (United States Department of Agriculture) y su modelo para elegir alimento diariamente, MyPyramid for Kids se reproduce en las págs. 99-100 y MiPirámide para adultos, en las págs. 49-50. (**Nota:** Al momento de escribir este libro, sólo la página para adultos aparece en español en el sitio web de USDA. La de los niños aún no ha salido en español.)

¿Has solicitado WIC (Special Supplemental Nutrition Program for Women, Infants and Children)? Si no, llama al Public Health Department para mayor información. También podrías obtener cupones para ciertos alimentos que necesitas para ti y para tu niño. Si eres madre adolescente, puede ser que tengas derecho a recibir ayuda de WIC.

Un estudio piloto reciente de WIC permitía comprar frutas y verduras con cupones. Los reglamenteos federales tal vez van a cambiar para permitir tales compras. Averigua en tu oficina de WIC.

Recién llegadas a Estados Unidos

Para muchas familias recién llegadas a Estados Unidos puede ser un reto continuar la dieta balanceada que tenían en su país de origen. En las áreas urbanas puede haber muchos mercados especializados para quienes buscan productos para su dieta acostumbrada. En otras partes del país, especialmente en comunidades pequeñas, la situación puede ser distinta.

Los niños recién llegados, como todos los niños, se van a ver influidos por la televisión y los anuncios comerciales, que crean un segundo reto. Ojalá que este libro ayude a estas familias a continuar sus tradiciones de buena nutrición para sí mismas y para sus niños.

Aquí el enfoque es mayormente en comidas tradicionales americanas, a sabiendas de que no podemos ni con mucho hacer justicia a las preferencias de todo el mundo. El mensaje básico –todos necesitamos alimentos de cada uno de los grupos básicos– se aplica a todos nosotros. Sin embargo, los alimentos específicos preferidos van a variar de una famillia a otra.

Comprar y cocinar con tu niño

Las comidas buenas y saludables pueden ser costosas. Un capítulo ofrece sugerencias para ayudarte a planear tu compra de comida, la despensa, que incluya los alimentos que tú y tu niño necesitan, sin salirte de tu presupuesto.

El último capítulo es una pequeña sección de recetas. Si tu niño o niña te ayuda a cocinar, es probable que quiera comer la comida que preparan ambos. Vas a encontrar recetas sencillas y sabrosas para meriendas/refrigerios saludables, almuerzos rápidos y platos principales, más un par de postres.

Al leer, puede ser que te sientas reflejada en las madres jóvenes a quienes se cita, ya que comparten sus desafíos y triunfos en el asunto de promover el comer saludable para sus niños.

¡A disfrutar de la lectura y las comidas saludables!

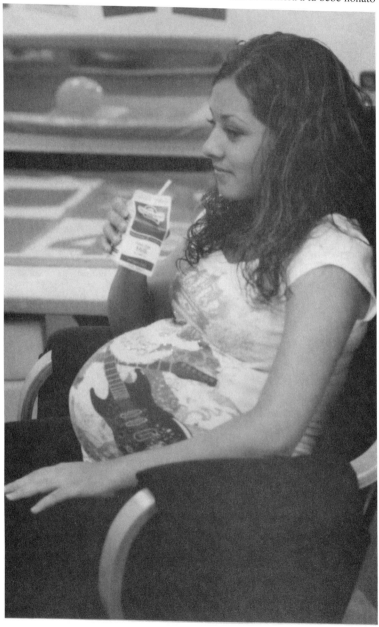

Está proporcionándole los buenos alimentos
que su bebé nonato necesita

1

Dar de comer
a tu bebé nonato

- Comer bien durante el embarazo

- Sigue esta guía

- Lo primero, leche u otros alimentos ricos en calcio

- Más proteína durante el embarazo

- Frutas y verduras, granos integrales

- ¿Pues qué es una ración?

- ¡Lee las etiquetas!

- Las buenas selecciones

Traté de comer las cosas saludables cuando estuve embarazada.

Sabía que lo que yo comía durante el embarazo afectaría a mi bebé.

Cuando estás embarazada, aléjate de los dulces. Asegúrate de comer tus vegetales, como los que son muy coloridos. Tienen más sustancias buenas.

Toma bastante leche porque eso te afecta los huesos.

¡No comas demasiado! Sólo porque estás embarazada no tienes permiso para comer todo lo que quieras.

Monique, 18 – Ashley, 5 meses

Tuve que consultar con una nutricionista porque yo tenía un desorden de alimentación antes de salir embarazada. Tenía bulimia y anorexia. Ella me dio una larga lista, cosas que podía y no podía comer. Cambié mucho mi manera de comer. Siempre tomaba mis vitaminas.

Me preparaba un huevo y un pan tostado por la mañana. Trataba de comer ensaladas para el almuerzo y tomarme uno de esos batidos que te nutren más. Después comía lo que mi abuela preparaba para la noche.

Yo siempre he tenido un problema para comer carne, pero me forzaba a comerla porque no lo hacía por mí sino por mi bebé.

Cynthia, 17 – Julian, 11 meses

Como todas las madres, probablemente sueñas con tu bebé antes de que nazca. ¿A quién se va a parecer, cómo se sentirá y se comportará? La felicidad, la salud y el encajar en el mundo son todos valores que quieres para tu familia que se aproxima.

En tus manos está el afectar todas esas cosas antes de que nazca tu bebé. Una de las maneras más importantes de lograrlo es que comas bien. Tú quieres proporcionar buena nutrición tanto para ti como para la criatura que llevas en el vientre.

La información y las sugerencias que se incluyen aquí pueden servirte para optar por cosas que te darán a ese bebé soñado, feliz, saludable, lo máximo. Aunque el embarazo esté adelantado, puedes hacer cambios en beneficio tuyo y de tu bebé.

Comer bien durante el embarazo

Cambié toda mi manera de comer cuando estaba embarazada — mucha más ensalada, avena, muchos frijoles y brotes de alfalfa. Me apetecía la buena comida.

¡No quería nada más dulce que una fruta! ¡Ni bizcocho de chocolate!

Lauren, 20 – Makayla, 15 meses

¿Por qué importa la nutrición? ¿Qué diferencia puede haber si comes o no comes los alimentos que necesitan tú y tu bebé? Éstas son unas cuantas excelentes razones:

- **Te ayuda a aumentar la cantidad de peso apropiada para ti y tu saludable bebé.**

    Yo tenía sobrepeso antes y aumenté 40 libras. La bebé pesó sólo 3 libras, 13 onzas. Nació seis semanas adelantadas porque yo tuve pre-eclampsia.

    Monique

Para casi todas las mujeres, se recomiendan 24-26 libras. Pero si eres adolescente cuando estás embarazada y aún estás en desarrollo, es posible que necesites aumentar más, tal vez hasta 35 libras.

Si tenías sobrepeso o bajo peso antes del embarazo, eso también puede afectar cuánto debes aumentar. Solicita ayuda especial del proveedor de atención médica. Seguro que te interesa saber lo mejor para ti y tu bebé.

- **Evita la alta presión sanguínea y la toxemia (eclampsia)**

    A mí me dio toxemia y por eso Pancho nació a las 35 semanas por cesárea. Cuando estaba embarazada, yo tomaba mucha soda, una o dos latas al día – 1 1/2 litros al día.

    A veces me apetecen los dulces, pero no como montones de chocolate. Para los seis o siete meses, quería comer y comer y comer. Me preparaba batidos. Conseguía mezcla para batidos y le añadía fresas, mangos y papaya. Comía más o menos cada dos horas. Aumenté 35 libras.

    Querida, 18 – Pancho, 10 meses

Una de las más serias complicaciones del embarazo es la toxemia o eclampsia. Por lo general está relacionada con excesivo aumento de peso y alta presión sanguínea. Por eso es que te darás cuenta de que en cada visita prenatal a la consulta médica te toman la presión. Aun mujeres que no aumentan de peso excesivamente pueden sufrir toxemia si su dieta no es lo mejor para ellas. Es de especial importancia comer suficientes alimentos proteínicos bajos de grasa. Además, es importante evitar comidas con alto contenido de sal/sodio.

Acude a todas tus citas prenatales porque así cualquier seña temprana de eclampsia se puede corregir rápidamente. Tu proveedor de atención médica va a querer saber si tienes dolores de cabeza frecuentes o hinchazón inusual. Si notas tú esas cosas, debes comunicarte con tu proveedor de atención médica.

- **Evita el parto prematuro al darle al/ a la bebé el nutrimento que necesita diariamente.**

    A mí me dio el síndrome de pre-eclampsia, la presión de la sangre bien bien alta. Chen nació a las 27 semanas de embarazo. Pesó 1 libra, 9.5 onzas y lo dejaron en el hospital dos meses.

    Tao, 10 – Chen, 19 meses

Tus buenos hábitos alimentarios ayudan a que el bebé crezca y se desarrolle plácidamente dentro de tu útero hasta que esté lista/listo para la vida en tus brazos. Un parto prematuro es causa de muchos retardos en el desarrollo físico y mental. Además, los bebés que nacen más pequeños del promedio a menudo tienen dificultades con el crecimiento y el desarrollo después de nacer.

- **Sirve cuando hay náuseas matinales y acidez estomacal.**

    Cuando quedé embarazada, todo me sabía horrible — durante varios meses. Pero hacia el final me mejoré.

    Yo vivo con mi mamá y ella me ayudó mucho. Me compraba las comidas que yo quería y necesitaba y se preocupaba de que yo comiera.

    Whitney, 17 –Mia, 2 semanas

Si comes cosas de distintos grupos de alimentos a lo mejor puedes descubrir qué cosas te dan náuseas y vómito. Los líquidos tibios y las galletas alivian, pero también sirve comer a menudo comidas pequeñas que no incluyan nada frito ni grasoso.

Para ciertas mujeres, comer un poquito de algo antes de acostarse evita esas "ganas" [de vomitar] por la mañana.

A mí me da mucha acidez. Estoy tratando de llevar cuenta de lo que me la puede causar y sencillamente no lo puedo descubrir. Yo no como nada con muchos condimentos ni tomates. Pareciera que casi todo lo que como me da acidez.

Nhu, 17 –casi 9 meses de embarazo

Comer comidas pequeñas con frecuencia, beber líquidos entre comidas y evitar alimentos grasosos puede ser buena prevención contra la acidez. También lo es comer más frutas y verduras o legumbres. No te acuestes apenas comas. Lo que debes hacer enseguida es dar una caminadita.

- **Sirve para que te sientas menos cansada.**

El cambio en las hormonas durante el embarazo es causa, parcialmente, de ese cansancio temprano. Al empezar a añadir los alimentos proteínicos que necesitas, así como una variedad de furtas y vegetales o legumbres, mucho de la soñolencia desaparecerá. Tomar las vitaminas prenatales, tomar mucha agua y hacer ejercicio regularmente, todo eso mejorará tus niveles de energía

- **Te hace sentir más alegre y radiante durante el embarazo.**

El desarrollo cerebral del bebé se benefiará de tu buena nutrición, e igualmente el tuyo. Te vas a sorprender de que puedes prestar atención más largo tiempo cuando tu desayuno es balanceado. Después puedes recargar el cuerpo durante todo el día con opciones interesantes de los distintos grupos de alimentos.

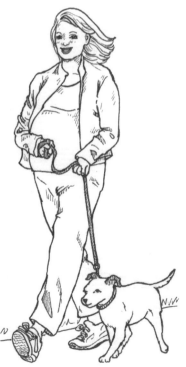

"Bueno", dirás tú, "¿qué es lo que debo comer durante el embarazo?"

Sigue esta guía

El U.S. Department of Agriculture recientemente remplazó su pirámide de guía de alimentos con una pirámide con los colores del arco iris en forma de franjas verticales. Las franjas representan los cinco grupos de alimentos más las grasas y aceites. En las págs. 49-50 puedes ver **MiPirámide**, pasos para una mejor salud, versión para adultos.

Hasta el momento, la pirámide no se ha adaptado para las necesidades especiales del embarazo. Pero las recomendaciones para alimentos que se deben consumir durante el embarazo no han cambiado.

Las necesidades alimentarias de las adolescentes embarazadas y las adultas embarazadas son un poco diferentes porque el cuerpo de la adolescente aún está desarrollándose junto con su bebé. Una adolescente embarazada necesita todo el buen alimento que necesita una mujer mayor embarazada más un vaso adicional de leche.

Empecemos con grasas, aceites y dulces. Cualquiera que sea tu edad, necesitas ingerir muy poco de éstos – raciona tu ingesta de papas fritas y sodas azucaradas. Necesitas unas 2.600 calorías diariamente durante el embarazo, sólo 400 más que antes del embarazo.

Las adolescentes que no están embarazadas deben consumir unos 46 gramos de proteína, 130 gramos de carbohidrato y 66 gramos de grasa diariamente. Ahora que estás embarazada, necesitas más proteína, 50-70 gramos (tres raciones) y más carbohidrato, 175 gramos (cuatro raciones de verduras/ legumbres, tres de frutas, seis de pan y cereales). Pero necesitas la misma cantidad de grasa, 66 gramos.

Antes del embarazo, yo comía comida rápida todo el tiempo. Comía toda la comida grasosa que se me antojaba. Cambié porque quería que mi bebé naciera saludable y yo misma quería estar bien de salud. No quería engordarme demasiado.

Comía más frutas y vegetales que comidas grasosas mientras estuve embarazada. Tomaba más agua que bebidas dulces y no comía comida condimentada.

Gabrielle, 18 – Ambika, 15 meses

Lo primero, leche u otros alimentos ricos en calcio

Mientras estás embarazada, si eres adolescente, necesitas cuatro o cinco racioines del grupo de leche, yogur o queso.

¿Tomas leche semidescremada o descremada? Si no, haz la prueba. Si te gusta la descremada, vas a ingerir como la mitad de las calorías de la leche entera.

El queso más saludable para una embarazada es requesón ("cottage cheese") semidescremado o queso ricotta. El queso mozzarella es un poco más bajo en grasa y sodio, pero se debe comer con moderación. Éste y todos los quesos tienen más de 30 por ciento de grasa a no ser que compres los semidescremados.

Los quesos en latas rociadoras o en tarros de vidrio o cristal tienen mucho sodio y no son buenas opciones para las mamás embarazadas.

Si tienes intolerancia lactosa, no te gusta la leche, o por alguna otra razón no tomas leche, opta por productos lácteos deslacto-sados tales como leche de soya y leche de arroz. Come también otras cosas que contienen calcio tales como comidas y bebidas fortificadas con calcio y vitamina D.

Más proteína durante el embarazo

Tú y tu feto necesitan significativamente más proteína que antes de que salieras embarazada (un total de 50-70 gramos, o tres raciones). La carne, las aves y el pescado proporcionan mu-cha proteína. También los huevos, las nueces, guisantes secos, lentejas y habichuelas, caraotas o frijoles secos como frijoles moteados o porotos. La mantequilla de maní o crema de cacahuate es otra buena fuente de proteína.

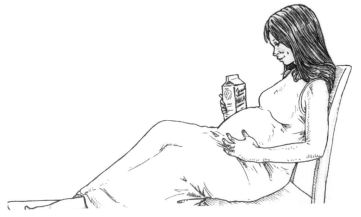

Cuando quedé embarazada, empecé a comer de manera mucho más saludable y a tomar más leche. Comí mucha proteína porque el doctor me lo recomendó.

Antes del embarazo comíamos mucho afuera, al menos dos veces por semana. Pero dejamos de hacerlo. Josh (el papá del bebé) me ayudaba mucho. A veces yo quería una cosa y él me decía: "no, eso no es bueno". Él casi siempre comía lo que comía yo. A mí no me gusta mucho el pollo ni la carne, pero comía todo eso porque sabía que necesitaba la proteína.

Raquel, 19 – Giovanni, 4 meses

Cuando comas carne o aves, quítales toda la grasa que puedas antes de cocinarlas. Después, cocínalas al horno, a la plancha o a la parrilla.

El pescado y los mariscos son muy buenos para ti – pero como hoy día muchos pescados contienen gran cantidad de mercurio, la Federal Drug Administration (FDA por las siglas en inglés) sugiere que no comas tiburón, pez espada, caballa gigante ni lofolátilo porque contienen altos niveles de mercurio. Limítate como a unas 12 onzas (tres comidas promedio) por semana de mariscos como camarones, atún "light", salmón, tilapia, trucha, arenque, gado y bagre. El salmón, la trucha y el arenque son ricos en ácidos grasos omega 3, un nutriente importante. Ciertas investigaciones recientes demuestran que los ácidos grasos de los pescados de agua fría mencionados anteriormente son muy importantes para el desarrollo cerebral y la inteligencia en la niñez. Las cápsulas de aceite de pescado anulan el problema del mercurio y benefician tanto a la madre como al niño. Los alimentos fritos se deben limitar estrictamente ya que parte de las grasas hidrogenadas que se usan compiten con las grasas deseables.

Si se te dificulta comer suficiente carne para obtener la proteína que necesitas, lee el capítulo 8. Éste contiene sugerencias para las vegetarianas, personas que deciden no ingerir carne. Sí es posible obtener suficiente proteína sin comer carne, pero esto requiere una planificación muy cuidadosa de tu parte. Como ya se ha explicado antes, comer abundantes alimentos proteínicos ayuda a prevenir la toxemia o eclampsia.

Frutas y verduras, granos integrales

Hablemos ahora de frutas y verduras/legumbres/vegetales. Necesitas las dos cosas porque son muy ricas en vitaminas y minerales. Las jóvenes que comen mucha comida rápida por lo general consumen muy pocas frutas y/o legumbres o vegetales.

Antes de quedar embarazada yo comía de todo y no me preocupa por nada—muchísima comida rápida. Mi esposo y yo hemos estado juntos bastante tiempo, desde que yo tenía 14 años. Mi esposo es puertorriqueño, así que comemos mucho arroz y habichuelas. Él se da cuenta de que comer lo apropiado es bueno para ambos. Él creció comiendo lo que fuera.

Durante el embarazo, claro está, yo no comía cosas fritas en mucho aceite. Comía mucho marisco, muchos vegetales, gran cantidad de zanahorias, caroteno beta. Yo sólo tomaba jugo de china, agua y leche.

Cuando yo estaba embarazada me apetecían muchísimas cosas.

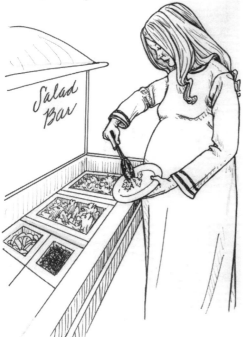

El pollo que me gustaba era Popeye's Chicken® pero nunca lo comía porque está frito en aceite abundante.

Vanesa, 19 – Andrea, 4; Josefina, 8 meses

Las frutas y las legumbres son tan buenas crudas como cocidas. Las ensaladas con frutas y verduras son saludables y proporcionan gran cantidad de vitaminas importantes. Usa aderezos o aliños bajos en grasa, que no contribuirán más grasas a tu cuerpo.

Aunque no te gusten las frutas y los vegetales, pruébalos de distintas maneras.
Échale fruta al yogur, prueba un "dip" de fruta, o manzanas acarameladas. Ya no se trata de ti solamente; se trata de tu bebé.

Chika, 16 – 4 meses de embarazo

Para muchas jóvenes, el consumo de frutas no es problema. Cómete un banano con el cereal del desayuno, llévate una manzana para la merienda en la escuela e incluye una fruta en tu almuerzo. Con eso ya tienes tres porciones.

Las frutas que comes pueden ser frescas o congeladas, enlatadas o secas. Limita la ingesta de jugos de frutas porque el jugo contiene más azúcar y menos de otros nutrientes que la fruta entera. La fruta entera también contiene más fibra.

Consumir las cuatro porciones necesarias de legumbres o vegetales es un poquito más difícil para ciertas personas. Recuerda que tú y tu bebé van a tener mejor salud si tú comes más legumbres de color verde oscuro, por ejemplo, brócoli y espinaca. También es especialmente bueno para ambos comer legumbres de color anaranjado, como zanahorias y camotes.

De niña, no me gustaban los vegetales. Pero cuando salí embarazada, busqué maneras distintas de cocinarlas. Me instruí más.
Mi abuela – la única manera en que ella cocinaba brócoli era en el microondas. Yo primero lo cocino al vapor y luego le echo un poquito de sal. Así están aún crocantes y tienen mejor sabor.

Vanesa

Necesitas diariamente seis raciones (una onza cada una) del grupo de pan, cereal, arroz y pasta. Por lo menos la mitad deben ser integrales, lo que significa que por lo menos debes consumir tres onzas de cereales, panes, galletas, arroz o pasta integrales diariamente.

Una onza equivale a una rebanada de pan, como una taza de cereal para el desayuno, o media taza de arroz cocido, o arroz o pasta. Para las porciones adicionales de granos, los enriquecidos están bien.

Tu proveedor de atención médica probablemente te recetará vitaminas prenatales. Aunque tengas la convicción de que has comido una buena dieta todo el día, aun así necesitas tomar esas vitaminas. Es posible que necesites un suplemento de hierro, pero fíjate en las vitaminas primero. Probablemente incluyen hierro.

También tienes que tomar agua durante el embarazo, por lo menos ocho vasos –64 onzas— todos los días. Esto te ayuda a combatir la fatiga y evitar el estreñimiento. Igualmente, comer muchísmas frutas y legumbres o vegetales.

¿Pues qué es una ración?

Muchas veces mencionamos raciones. Necesitas seis raciones de alimentos proteínicos diariamente ¿Significa esto sencillamente que necesitas tres raciones, sea cada una de ellas porción grande o pequeña? ¿Es un bistec de seis onzas una ración? (En verdad, son dos.) ¿Es un pan de hamburguesa grande una ración? También en este caso son dos.

Las *raciones* como se discuten aquí y en otras guías de alimentación tal vez no correspondan a las *porciones* que te sirves tú en el plato. Si no te gustan los guisantes o chícharos, una cucharada podría ser tu *porción* mientras que una *ración* de guisantes y otros vegetales o legumbres significa media taza. Una ración de ensalada de lechuga significa una taza de ensalada.

Generalmente, las porciones que nos dan, por lo menos cuando comemos fuera, son más grandes que una ración. Una orden de espagueti rinde una porción de dos tazas. Una ración de espagueti es media taza. Esas dos tazas realmente proporcionan cuatro raciones del grupo de los granos.

Una ración de carne, dos o tres onzas, es más o menos del tamaño de un paquete de naipes o barajas. La mitad de una pechuga pequeña de pollo es una ración.

Un béiguel grande (4 onzas), del diámetro de un disco compacto, proporciona cuatro raciones de granos. La mitad de un béiguel de 3 pulgadas es una ración. Un mollete inglés ("muffin") entero es dos raciones.

Como es de esperarse, una manzana, una naranja/china, o un durazno/melocotón de tamaño mediano hacen una ración.

Al leer las etiquetas, fíjate que a veces la porción para "una ración" es más grande que una ración como la define la guía MiPirámide.

¡Lee las etiquetas!

Como se mencionó anteriormente, si eres adolescente embarazada, necesitas:

- 2.600 calorías
- 50-70 gramos de proteínas
- 175 gramos de carbohidratos
- 66 gramos de grasa

Casi todos los paquetes de alimentos llevan gráficas informativas sobre el tamaño de las raciones y cuánto se provee. Algunos hasta muestran el porcentaje de calorías grasas. Para alimentos sencillos, tales como carnes y frutas y vegetales/ legumbres/ verduras frescas, posiblemente tengas que consultar otra fuente como un libro sobre nutrición más detallado o la Internet.

Una ración de pescado o de carne como del tamaño de la palma de tu mano contiene 20-25 gramos de proteína. Un vaso de leche o una rebanada de queso tiene unos 9 gramos.

Por ejemplo, cuatro vasos de leche y una buena ración de pescado o carne contribuye casi toda la proteína que necesitas en un día.

Un pedazo de pan tiene 15-20 gramos de carbohidrato, una naranja/china, una nectarina ó 12 uvas tienen 12 gramos. Los vegetales o legumbres varían mucho. Un tomate/jitomate tiene 5 gramos de carbohidrato y 21/2 ramas de apio tienen 4 gramos, mientras que casi todas las calabazas tienen 12, y 3/4 libra de papas tiene 25.

Por contraste, el apanado en un pedazo de pescado o pollo frito tiene 20-25 gramos de carbohidrato y una porción pequeña ("short stack") de panqueques con 1/4 taza de almíbar tiene 105 gramos. Puedes ver por qué es importante leer las etiquetas y volantes nutricionales en los restaurantes que frecuentas.

Si te mantienes con los alimentos nutritivos que tú y tu bebé necesitan, y añades muy pocas comidas o bebidas con alto contenido de azúcar, tu ingesta de carbohidratos no va a ser problema. Consulta el capítulo 7 para mayor información sobre azúcar y otras comidas y bebidas de altos carbohidratos. Te vas a dar cuenta de lo fácil que es consumir demasiado carbohidrato si tomas sodas y comes comidas con alto contenido de azúcar procesada.

Las grasas incluyen cosas como mantequilla, aceites (para aderezos o para freír). Muchas grasas están "escondidas" en cosas como granola y alimentos procesados empaquetados. Muchos estudios muestran que existe una relación entre mucha grasa en la dieta y afecciones cardíacas. Además, demasiada grasa almacenada en el cuerpo es preludio de la diabetes y otras enfermedades serias que nadie quiere. Demasiada grasa consumida se almacena en forma de grasa en tu cuerpo.

Pide en tus resttaurantes favoritos de comida rápida los volantes gratis que contienen información nutricional. Compara el costo en calorías con el valor nutritivo. Piensa en el bebé en desarrollo y en tu propio cuerpo en desarrollo. Una vez hayas identificado los alimentos que son buenos para ti, será más fácil seleccionar bien.

Aprende a leer las etiquetas en los alimentos empaquetados. Examina cuidadosamente la etiqueta de macarrones con queso en la pág. 41 y estudia la información sobre etiquetas en las pág. 40. ¡Las etiquetas son importantes!

Las buenas selecciones

Entonces, ¿cómo puedes seleccionar bien las comidas? Por ejemplo, una ensalada de taco en una bonita tortilla gigante con ondulado borde puede parecer una buena selección. Es una ensalada, contiene proteína y la tortilla es un grano. Pero, tiene 870 calorías (como 1/3 de tu recomendación diaria) y 50% de ellas provienen de grasa.

En el mismo restaurante, una selección de Burrito Supreme® — el pollo tiene sólo 410 calorías, 20 de las cuales son 20 por

Cómo leer etiquetas

1. Tamaño de ración: ¿Cuántas raciones hay en un paquete? ¿Cuánto vas a comer tú? La etiqueta enumera información nutricional para cada ración. Si la etiqueta dice que una ración es una taza de macarrones, como lo dice ésta, entonces la ración realmente proporciona dos porciones de granos.

2. Calorías y calorías de grasa. Tú probablemente sabes ya que el consumo de demasiadas calorías nos hace aumentar de peso. Decimos que una comida muy pocas veces debe contener más de 30 por ciento de grasa. Pero, ¿cómo sabes tú el porcentaje de grasa? Divide las calorías de grasa entre el total de calorías. Según esta etiqueta de macarrones con queso, una ración proporciona 250 calorías de las cuales 110 son de grasa. Eso significa que el 44 por ciento es grasa.

3. Porcentaje de valor diario (%VD, o DV por las siglas en inglés). Esto te indica si los nutrientes en una ración de esta comida proporciona mucho o un poquito del total de nutrientes que necesitas diariamente.

4. Grasa, colesterol y sodio. Fíjate en el total de gramos de grasa, colesterol y sodio. Éstos son nutrientes que tienes que limitar, especialmente grasa saturada, ácidos transgrasos (malísimos para ti) y colesterol. Además, es mejor no comer comidas que contienen más de 140 mg de sodio por ración.

5. Energía y proteína. Esta sección te dice la cantidad de carbohidratos –fibra alimenticia (buena) y azúcares (no son buenos) y proteína que contiene el alimento. La fibra alimenticia ayuda a la digestión y además ayuda a prevenir el estreñimiento. Tu cuerpo usa proteína para crear masa de tejido corporal –tanto para ti como para tu bebé nonato.

6. Vitaminas A y C, calcio, hierro. Necesitas mucho de estas cosas. Busca alimentos que proporcionan más de 30 por ciento de %VD o DV en estas vitaminas y estos minerales.

Datos nutricionales

1. Tamaño de ración: 1 taza (228 g)
Raciones por envase: 2

Cantidad por ración

2. **Calorías** 250   Calorías de grasa 110

% **valor diario***

Grasa total 12g	18%
Grasa saturada 3g	15%
Ácidos transgrasos 3g	
Colesterol 30mg	10%
Sodio 470mg	20%
Carbohidrato total 31g	10%
Fibra alimenticia 0g	0%
Azúcares 5g	

3.

4.

5.

Proteína 5g

Vitamina A	4%
Vitamina C	2%
Calcio	20%
Hierro	4%

6.

*El porcentaje de valor diario (VD) se basa en una dieta de 2000 calorías. Tus valores diarios pueden ser más altos o más bajos, de acuerdo con tus necesidades de calorías.

	Calorías 2.000	2.500
Grasa total	Menos de 65g	80g
Grasa saturada	Menos de 20g	25g
Colesterol	Menos de 300mg	300mg
Sodio	Menos de 2400mg	2400mg
Carbohidrato total	300g	375g
Fibra	25g	30g

ciento grasa. Cada plato contiene una buena cantidad de proteína. Le añades leche semidescremada a la comida y tienes casi la mitad necesaria de la proteína que necesita el cerebro de tu bebé para desarrollarse de la mejor manera posible.

Debes seleccionar platos principales con 30 por ciento o menos de calorías de grasa y así, probablemente, no tendrás que preocuparte por las calorías.

Al principio puede parecer muy complicado calcular todo esto. Pero esta información te servirá el resto de la vida. También te ayudará a tomar decisiones acerca de lo que un niño o niña debe comer para estar saludable y fuerte.

Sea como sea, aprender a leer etiquetas y seleccinar bien te va a servir toda la vida. *Te vas a sentir bien y verás a tu hijo o hija desarrollarse bien.*

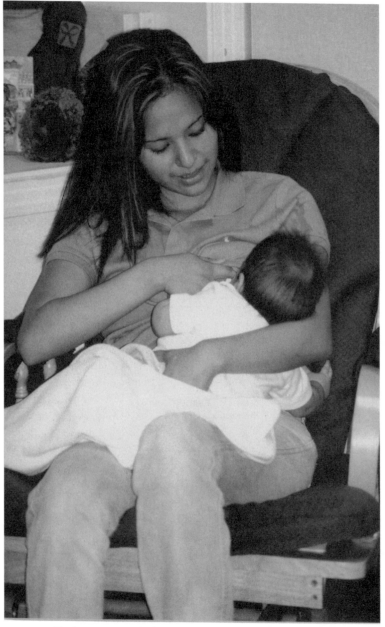

Está proporcionándole lo mejor para empezar la vida.

2

El pecho es lo mejor – para bebé y mamá

- Un regalo para tu bebé
- Acerca de dar el pecho o amamantar
- Esas primeras comidas
- Dale de comer "a pedido"
- ¿Cuánto es lo suficiente?
- Tu dieta
- Las drogas/el tabaquismo durante la lactancia
- ¿Qué tal la escuela o el trabajo?
- La extracción también funciona
- ¿Dónde te harás la extracción?
- Si te decides por el biberón/la mamila/la mamadera

Le di el pecho dos meses, después le di la mamila. Recomiendo enfáticamente dar el pecho porque puedes notar en el acto, cuando un bebé toma el pecho, el aspecto saludable que tiene. Lo notas enseguida.

Bueno, pienso que si tengo más hijos, va a ser el pecho por lo menos durante seis meses o un año.

Carlota, 18 – Luis, 41/2 meses

Creo que lactarla fue lo mejor que hice. Si alguna vez vuelvo a tener otro bebé, le daré el pecho porque sé que ha sido beneficioso para mí y para ella... el apego, saber que puedes ayudar a tu criatura. Creo que dar el pecho es bueno porque obtienen de la madre los anticuerpos que necesitan. Yo he notado en la guardería que los otros bebés a quienes les dan mamadera se enferman mucho más.

                          Kwanita, 17 – Noscha, 3 meses

Le di fórmula un tiempo para que alguien pudiera cuidármelo y yo poder hacer mis tareas de la escuela. Esto era como un biberón al día cuando tenía un mes, unas dos o tres semanas.

Después dejé de hacer eso porque me di cuenta de que podía darle el pecho mientras estudiaba. Compré una almohada Boppy® y me la ponía alrededor de la cintura y me sentaba, con las piernas cruzadas, en una silla. Lo apoyaba allí y escribía mientras él comía.

                          Argentina, 18 – Danté, 6 meses

Un regalo para tu bebé

Durante el embarazo, tú tuviste toda la responsabilidad de la alimentación de la bebé. Lo ideal es que tú, su mamá, sigas siendo la única fuente de su alimentación durante los primeros seis meses. La leche materna es el alimento perfecto para los bebés. Le harás un gran favor a tu bebé si le das de mamar todo su primer año de vida, más si quieres.

Le vas a dar el mejor comienzo de la vida al proporcionarle una defensa natural contra alergias e infecciones. La leche materna contiene grasas necesarias para el mejor desarrollo cerebral posible—probablemente va a ser más inteligente si la amamantas.

Amamantar también reduce el riesgo de la obesidad en tu niño o niña, a lo mejor hasta cuando sea adulto. Y tú también probablemente rebajarás cualquiera gordura extra que adquiriste durante el embarazo si le das de mamar.

Yo le di de mamar todo un año. Era más económico, y rebajas de peso mucho más rápido. Nunca se me ocurrió pensar en el biberón. Como que ni fue ninguna opción.

                          Hannah, 23 – Mackenzie, 41/2

Los bebecitos amamantados tienen menos propensión a enfermarse. Están menos propensos a sufrir de diabetes, linfoma, leucemia, mal de Hodgkin y asma, comparados con niños a quienes no se les amamantó. Están menos propensos a sufrir de diarrea, infecciones de oído, meningitis y otras infecciones. Éstas son algunas de las razones por las cuales la asociación médica pediátrica, la American Academy of Pediatrics (AAP), recomienda, con pocas excepciones, que a los bebés se les dé el pecho los seis primeros meses y preferiblemente un año.

No es de extrañar que a casi 3/4 partes de los niños en Estados Unidos los amamantan por lo menos un corto tiempo. A dos de cada cinco les dan el pecho seis meses o más.

Existen otras razones para dar el pecho. Es fácil para ti – no hay que mezclar fórmula ni esterilizar los biberones. No tienes que calentarle la leche. Y cuando termina de comer, no hay mamaderas o mamilas para lavar. Además, la leche materna es mucho menos costosa que la fórmula. Lo único que tienes que agregar a tu buena dieta del embarazo son unas 400 calorías adicionales diariamente. Un vaso más de leche con un sándwich es una buena manera de consumir esas calorías adicionales.

Acerca de dar el pecho o amamantar

Cuando cumplió los cuatro meses empecé a darle cereal de arroz porque me aburrí de que todo el mundo me dijera que no estaba obteniendo la nutrición adecuada – aunque mojaba muchos pañales, dormía bien, aumentaba de peso – porque ninguna de ellas dio el pecho y por eso decían esas estupideces. Tengo que decir: "Tú le dabas de comer a tus hijos lo que tú querías y yo le doy al mío lo que yo quiero".

Cynthia, 17 – Julian, 11 meses

Si tú no estás considerando dar el pecho, piensa en las razones que tienes para no hacerlo. ¿Es por el "qué dirán"? Tú puedes explicarles a los demás las ventajas que el pecho le da a tu bebé.

Tú quieres darle lo mejor a tu hijo. O hasta podrías usar el comentario de Cynthia: "Tú le dabas de comer a tus hijos lo que tú querías y yo le doy al mío lo que yo quiero".

O quizás te preocupes porque la lactancia podría hacer que se te caigan los senos. Ciertamente, los senos se agrandan durante el embarazo, pero si usas un buen sostén o brasier con mucho soporte durante el embarazo y la lactancia previene esa caída.

¿Te preocupa que el papá del bebé se sienta por fuera si sólo tú puedes darle de comer al bebé? Explícale por qué darle el pecho a tu hijo (que también es de él) es lo mejor. Papi lo puede bañar, cambiarle el pañal y quererlo y acunarlo cuando no está amamantando.

> *Yo sé que es difícil para las muchachas de mi edad y menores que yo. Sé que muchas tienen miedo de dar el pecho porque creen que los senos son objetos sexuales y no quieren que un recién nacido se les pegue a ellos.*
>
> *Mi tía me dijo que ella sentía de esa manera, pero cuando empezó a lactar a su primer bebé se dio cuenta que las cosas no son así. Era una cosa normal entre la madre y su hijo, de gran nutrimiento para ambos, buena para formar lazos de unión.*
>
> Lauren, 20 – Makayla, 15 meses

Aunque no amamantes mucho tiempo, considéralo como un regalo que le das a tu bebé por lo menos un par de semanas. Al principio tus mamas no van a producir leche. Lo que van a producir es calostro, una sustancia amarillenta muy nutritiva que contiene agua, algo de azúcar, minerales y muchos anticuerpos importantes. Éstos le dan a tu bebé cierta protección contra enfermedades.

Los "expertos" dicen que aun unas poquitas gotas de calostro de hora en hora durante ese primer par de días beneficia a tu bebé. ¡Qué sustancia tan maravillosa!

> *¿Por qué dar el pecho? Porque le das anticuerpos a tu hijo mientras lo amamantes y te acerca a tu bebé. Yo tengo una relación con mi bebé. Julian sabe que yo soy su mamá. Tenemos lazos muy fuertes por eso. Ésos son nuestros*

momentos. Él no busca a nadie más para darle de comer.

Cuando alguien dice: "no quiero dar el pecho" o "qué asco", yo trato de explicarle y le digo: "por lo menos cuando estés en el hospital, dale el pecho – el calostro es tan bueno para tu bebé".

No sé por qué no había pensado yo en eso antes, pero cuando estaba embarazada leí bastante sobre la lactancia. Es tan beneficioso para el bebé. ¿Por qué va a crear tu cuerpo algo que ha existido desde hace tanto tiempo que sabemos que da resultado? Ahora de vez en cuando le doy un biberón, pero principalmente toma el pecho.

Cynthia

Esas primeras comidas

¿Conoces a alguien que está dando el pecho? Cuando empieces la maravillosa tarea de lactar a tu bebé, hablar con una mamá con experiencia en eso te puede servir.

¿Los primeros días? Ay, me descorazoné como cuando en el hospital mi bebé estaba cansado y se dormía. Tardaba diez minutos en despertarse y mamaba sólo cinco minutos más o menos y yo me congestionaba cantidad. Entonces él no podía pegarse porque mi pezón estaba tan extendido.

Yo lloraba y le decía a todo el mundo que iba a desistir y le iba a dar fórmula, pero yo en realidad no quería hacer eso. Tres enfermeras trataron de ayudar a que se pegara.

Por fin una enfermera de más edad me trajo un "guardapezón" y eso dio resultado. Estuve en el hospital 48 horas. Tenía que extraerme leche porque los senos me dolían terriblemente porque estaban duros como piedra. Él lloraba. Nunca usó el biberón pero sí su consuelo. Apenas llegué al hospital les dije a todos: "le voy a dar el pecho".

Argentina

Si tú nunca has visto de cerca a alguien que da el pecho, te puedes preguntar cómo es que se empieza. Primero, cuándo empezar. El bebé tiene que comer en el transcurso de la primera hora de nacido. No necesita biberón, mamila o mamadera mientras está en el hospital. Asegúrate de que todo el mundo en el hospital sepa que planeas lactarlo o amamantarlo y que *no* le den biberón, mamila o mamadera a tu bebé. Esto es muy importante.

A veces el personal del hospital insiste en que se le dé ese biberón. Tú puedes insistir en que no lo hagan. Si aún no has dado a luz, prepara un breve plan para ese momento donde detalles tus preferencias sobre anestesia, las personas que tú quieres que estén presentes durante el nacimiento, etc. Incluye, en letras grandes y bien fuertes: *"Yo le voy a dar el pecho a mi bebé apenas nazca. ¡No le den biberón!"*

Dale una copia a tu partero, al jefe de pediatría en el hospital, todas las enfermeras que veas y cualquier otra persona que te pueda atender. Si les dices que la American Academy of Pediatrics recomienda que no se le dé un biberón suplementrio, te van a hacer caso.

Yo me puse firme en eso de lactarlo la primera hora de nacido. Lo mantuve en mi cuarto todo el tiempo que estuve en el hospital. Quería darme tiempo a mí misma para acostumbrarme a él.

Cynthia

Averigua si tu bebé va a estar en el mismo cuarto que tú en el hospital. Éste es el mejor plan tanto para ti como para tu bebé. En el transcurso de la primera hora de nacido, acércalo a tu pecho. Pídele a una enfermera que te ayude a colocarlo de lado, con la barriguita contra la tuya. Tócale el labio inferior con tu dedo o el pezón. Él va a abrir bien la boca, con el reflejo de arraigarse ya presente al nacer. Cuando abre la boca, llévalo al pezón.

Ten cuidado de que el labio inferior se curve hacia abajo. Si no, tira levemente de una de sus mejillas. Asegúrate de que tiene en la boca lo más posible de la aréola (la parte oscura alrededor del pezón) cuando mama. Allí es donde se empoza la leche.

Si se "pega" debidamente, el pezón no te debe doler. Si te

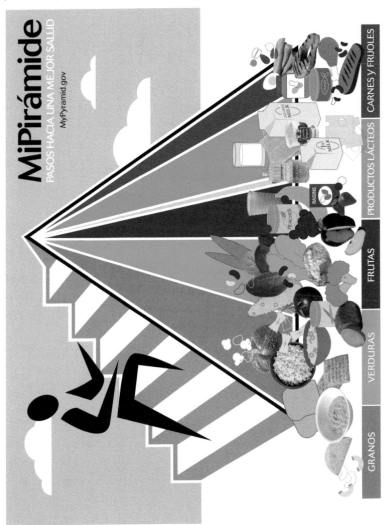

U.S. Department of Agriculture
Center for Nutrition Policy and Promotion
Septiembre de 2005
CNPP-15-S

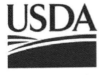

USDA es un proveedor y empleador que ofrece igualdad de oportunidades para todos.

MiPirámide es tu guía para una alimentación sana.

GRANOS Consuma la mitad en granos integrales	VERDURAS Varíe las verduras	FRUTAS Enfoque en las frutas	PRODUCTOS LÁCTEOS Coma alimentos ricos en calcio	CARNES Y FRIJOLES Escoja proteínas bajas en grasas
Consuma al menos 3 onzas de cereales, panes, galletas, arroz o pasta provenientes de granos integrales todos los días. Una onza es, aproximadamente, 1 rebanada de pan, 1 taza de cereales para el desayuno ó 1/2 taza de arroz, cereal o pasta cocidos.	Consuma mayor cantidad de verduras de color verde oscuro como el brócoli, la espinaca y otras verduras de color verde oscuro. Consuma mayor cantidad de verduras de color naranja como zanahorias y batatas. Consuma mayor cantidad de frijoles y guisantes secos como frijoles pinto, colorados y lentejas.	Consuma una variedad de frutas. Elija frutas frescas, congeladas, enlatadas o secas. No tome mucha cantidad de jugo de frutas.	Al elegir leche, opte por leche, yogur y otros productos lácteos descremados o bajos en contenido graso. En caso de que no consuma o no pueda consumir leche, elija productos sin lactosa u otra fuente de calcio como alimentos y bebidas fortalecidos.	Elija carnes y aves de bajo contenido graso o magras. Cocínelas al horno, a la parrilla o a la plancha. Varíe la rutina de proteínas que consume – consuma mayor cantidad de pescado, frijoles, guisantes, nueces y semillas.

En una dieta de 2.000 calorías, necesita consumir las siguientes cantidades de cada grupo de alimentos. Para consultar las cantidades correctas para usted, visite MyPyramid.gov.

Coma 6 onzas cada día	Coma 2½ tazas cada día	Coma 2 tazas cada día	Coma 3 tazas cada día; para niños edades 2–8, 2 tazas	Coma 5½ onzas cada día

Encuentre el equilibrio entre lo que come y su actividad física

- Asegúrese de mantenerse dentro de sus necesidades calóricas diarias.
- Manténgase físicamente activo por lo menos durante 30 minutos la mayoría de los días de la semana.
- Es posible que necesite alrededor de 60 minutos diarios de actividad física para evitar subir de peso.
- Para mantener la pérdida de peso, se necesitan al menos entre 60 y 90 minutos diarios de actividad física.
- Los niños y adolescentes deberían estar físicamente activos durante 60 minutos todos los días o la mayoría de los días.

Conozca los límites de las grasas, los azúcares y la sal (sodio)

- Trate de que la mayor parte de su fuente de grasas provenga del pescado, las nueces y los aceites vegetales.
- Limite las grasas sólidas como la mantequilla, la margarina, la manteca vegetal y la manteca de cerdo, así como los alimentos que las contengan.
- Verifique las etiquetas de Datos Nutricionales para mantener bajo el nivel de grasas saturadas, grasas trans y sodio.
- Elija alimentos y bebidas con un nivel bajo de azúcares agregados. Los azúcares agregados aportan calorías con pocos o ningún nutriente.

duele, ponle fin
a la succión con
tu dedo entre la
boca del bebé y tu
pecho. Despégalo
y vuelve a pegarlo
con más de la
aréola dentro de la
boca.

Láctalo
sólo dos o
tres minu-
tos a cada
lado la pri-
mera vez.
Probable-
mente va a
mamar 10-
20 minutos
en cada
lado dentro de una o dos semanas. Alterna el pecho que le ofreces
cada vez que amamantas. De este modo, él vaciará uno de los dos
una comida sí y otra no.

Dale de comer "a pedido"

Mientras más le des el pecho a tu bebé, más leche vas a
producir. Dale de comer "a pedido", cada vez que quiera comer.
No debe ser que tenga que llorar para una comida. Observa otras
señas de que tiene hambre –mayor actividad, arraigar, mue-
cas. Necesita comer al principio por lo menos 8-12 veces en un
período de 24 horas. Después, probablemente fijes un horario que
funcione para ambas.

> *Cuando vinimos a casa, yo le daba de comer constante-*
> *mente. Te dicen que vas a dar el pecho con más frecuencia,*
> *pero nada te prepara. Era entre hora y hora y media.*
> *Ojalá que más muchachas siguieran haciéndolo y*

supieran que se hace más fácil si sólo se aguantan los primeros días difíciles.

Caimile, 17 – Hajari, 4 meses

No te preocupes si tus senos son pequeños. La cantidad de leche que produces depende de cuántas veces amamantas al bebé. Si tienes los pezones planos o a la inversa, puedes ponerte "guardapezones" dentro del sostén o brasier entre las lactancias. Esto ayuda a que salgan los pezones. Una bebé motivada va a tirar de los pezones ella sola.

El día después que nació Julian, una consultora en lactancia vino al hospital y me mostró cómo hacer que se pegue y cómo usar el "guardaseno". Yo lo usé por tres meses.

Al principio, para hacer que se pegara, ella usó una jeringuilla para mostrarme que ahí había algo. Después, probamos el "guardaseno".

Cynthia

Nota: El guardaseno que menciona Cynthia es de un plástico suave y se usa si es necesario cuando el bebé toma el pecho. Es muy diferente del guardapezón que se menciona antes. Ése es de un plástico duro y se usa cuando se necesita entre comidas.

Tus pezones te deben doler los primeros días aunque el bebé se pegue debidamente. Déjate los pezones al aire después de cada comida y frótalos con un poquito de tu propia leche.

Es mejor no darle a tu bebé mamadera, mamila o biberón, ni consuelo, al principio. Puede empezar a lactar mejor si no la confundes al principio con un biberón o un consuelo, mamón o chupete.

Tal vez les debí decir que no le dieran un consuelo a Danté enseguida. Se lo llevaron a la guardería de bebés y se lo dieron. Después no reconoció mi pezón. Eso complicó las cosas. Danté no debió haberlo tenido antes de que se estableciera la lactancia.

Argentina

Nota: Según estudios recientes, después de las primeras dos semanas de nacido, un bebé a quien se le da un consuelo, mamón o chupete a la hora de dormir, es menos vulnerable al síndrome de muerte repentina infantil, SIDS (por las siglas en inglés).

¿Cuánto es lo suficiente?

¿Cómo sabes que tu bebé ya ha tomado suficiente leche? Ya sea que tome pecho o fórmula, te lo va a indicar. Si arroja el pezón o el mamón de la mamadera y deja de chupar, probablemente está satisfecho. A lo mejor hasta se duerme cuando está mamando. No insistas en que mame más tiempo (a no ser que tenga una necesidad especial de que se le urja a mamar). Que él mismo esté en control de su apetito.

Tu bebé probablemente va a crecer con especial rapidez como a las dos semanas de nacido, después otra vez a las seis semanas y luego a los tres meses. En esos momentos necesita más comida. A lo mejor te parecerá que no tienes suficiente leche para darle y probablemente tengas razón.

La solución es, sencillamente, lactarlo más a menudo. Eso le da la señal a tus pechos de hacer más leche. Tu bebé controla el suministro de leche. Por lo general, después de amamantar con más frecuencia es que empiezas a producir más leche. Después la criatura se nivelará a lactar con menos frecuencia. También va a estar más contento.

Sabrás que obtiene suficiente leche si orina los pañales unas seis veces y hace caca dos veces en 24 horas, aumenta 4-7 onzas por semana y se encuentra contento una o dos horas entre comidas.

No creas que te tienes que esconder para lactar al bebé. Si estás fuera de casa, cubre al bebé con una mantita liviana mientras toma el pecho. Probablemente nadie se va a dar ni cuenta.

Si estoy en la tienda y Julian tiene que comer, me
levanto la camisa y le doy el pecho. Si eso es problema

*para alguien . . . Para mí, no es diferente que darle una
mamila.*

Cynthia

Los bebés no necesitan agua ni ningún otro alimento entre los
cuatro y seis meses de nacidos, de acuerdo con la AAP.

Aunque la leche materna es el alimento más saludable posible,
le falta un ingrediente, la vitamina D, la vitamina de la luz solar.
Si sólo amamantas a tu bebé, o si obtiene menos de 16 onzas de
fórmula al día, necesita un suplemento de vitamina D. Consulta
con el proveedor de atención médica.

Para mayor información sobre la lactancia, consulta *Tu
embarazo y el nacimiento de tu bebé* o *Crianza del recién nacido*,
por Lindsay y Brunelli.

Para ayuda personal con la lactancia, consulta con una
especialista en lactancia. Pregúntale a tu proveedor de atención
médica, o en el hospital donde diste o vas a dar a luz.

Puedes llamar por teléfono a tu capítulo local de La Leche
League (una organización de madres lactantes). O podrías pedir
ayuda de WIC (Supplemental Feeding Program for Women,
Infants and Children).

Tu dieta

Cuando comes alimentos variados y das el pecho a tu bebé,
la criatura puede "saborear" estos distintos sabores porque éstos
se transfieren a tu leche materna. Esto significa que tu bebé se
familiariza con las comidas del gusto tuyo y de tu familia. También significa que la bebé probablemente va a estar más dispuesta
a aceptar nuevas comidas cuando empiece a comer alimentos
majados.

De vez en cuando, una bebé amamantada reacciona a lo que
come su mamá. Si tu bebé amamantada llora o se incomoda más
de lo normal, piensa en lo que has comido. Tal vez convendría
que dejaras de comer un determinado alimento por un par de días.
¿Está la bebé de mejor humor? Vuelve a comer ese alimento otra
vez. ¿Le molesta? De ser así, convendría que omitieras ese tal
alimento por un tiempo.

Durante la lactancia, yo como básicamente lo mismo que cuando estaba embarazada. Comía más calorías [entonces] porque tenía que aumentar de peso. Como a mí me gusta la leche, tomo bastante. La lactancia anda muy bien. Abiba aprendió más pronto que Jabari.

Abeni, 17 – Jabari, 16 meses; Abiba, 6 semanas

Para producir leche, tienes que tener una dieta adecuada. sigue la misma dieta nutritiva de legumbres, frutas, granos integrales y alimentos proteínicos, así como productos lácteos (o alguna otra buena fuente de calcio). Como ya se ha mencionado, necesitas unas 400 calorías adicionales diariamente mientras amamantas. Más importante aún: toma diariamente bastante líquido, por lo menos 12 tazas de agua, leche, jugo de frutas y otras bebidas no azucaradas.

Tu proveedor de atención médica probablemente te va a sugerir que continúes tomando tus vitaminas prenatales si estás dando el pecho.

Si eres vegetariana (no ingieres productos animales, ni siquiera leche, queso, ni huevos), no obtienes suficiente vitamina B_{12} en tu comida. Es importante tener una fuente confiable de vitamina B_{12}, preferiblemente de un suplemento. Esto es necesario para que tu bebé obtenga suficiente de esta vitamina. La vitamina B_{12} es necesaria para el desarrollo del sistema nervioso y para prevenir la anemia.

Las drogas/el tabaquismo durante la lactancia

Muchos medicamentos se pueden tomar sin problemas durante la lactancia, pero averigua con tu proveedor de atención médica. Pide que apruebe todo medicamento que tomas, hasta los que se compran sin receta. Es mejor tomar el medicamento inmediatamente después de amamantar. Así habrá menos en tu cuerpo a la hora de la siguiente lactancia.

Si la leche de la mamá tiene cafeína, el cuerpo del bebé no se puede deshacer de ella fácilmente. Limita la ingesta de cafeína mientras estás dando el pecho. Una taza de café al día no le va a hacer daño al bebé. Pero mucha cafeína lo puede poner nervioso e irritable.

Si tomas bebidas alcohólicas, el alcohol va a pasar a tu bebé en la leche. Es mejor abstenerse, pero si decides beber, hazlo inmediatamente después de darle el pecho. Así hay menos probabilidad de que afecte a tu bebé la próxima vez que lo amamantas.

Es importante que no fumes en el período de lactancia. Si es posible, no permitas que nadie fume en los alrededores de tu bebé. El humo de segunda mano es peligroso para todos los niños pero especialmente para los recién nacidos. Según ciertas investigaciones, el humo aumenta el riesgo de que muera repentinamente (SIDS por las siglas en inglés). También aumenta la posibilidad de que tu hijo sufra de asma.

Sin embargo, fumar no es motivo para dejar de amamantar. Hasta una mamá que no puede dejar de fumar debe saber que la leche materna es aún el mejor alimento para su bebé, de acuerdo con los Centers for Disease Control and Prevention. Por supuesto, sería mejor que no fumara, o por lo menos, que disminuyera la cantidad de cigarrillos que fuma. Su bebé no necesita la nicotina pero sí necesita la leche materna.

Ciertos métodos de control de la natalidad podrían interferir con tu producción de leche. Nuevamente, averigua con tu proveedor de atención médica. Puedes escoger entre muchos buenos métodos anticonceptivos que no interfieren con la lactancia.

¿Qué tal la escuela o el trabajo?

Si aún no has terminado la escuela secundaria, tú sabes lo importante que es que continúes con tus estudios. Si estás trabajando, es probable que sea porque necesitas el dinero para mantenerte o ayudar a mantener a tu familia. Para mujeres en la fuerza laboral, esto generalmente significa una semana de 40 horas de trabajo. Para las estudiantes, los días escolares típicos son de seis horas o más.

Entonces, ¿cómo puedes siquiera pensar en dar el pecho a tu bebé?

En primer lugar, es probable que estés en casa por lo menos un mes, preferiblemente seis semanas después del alumbramiento.

En este tiempo, dale el pecho a tu bebé con frecuencia. Ésta es la manera de empezar bien la lactancia. También es importante para formar lazos o apego con tu bebé.

Mientras estés en casa, piensa en las posibilidades para el manejo de la lactancia cuando regreses a la escuela o al trabajo. Si en tu escuela hay una guardería, tienes mucha suerte. Si es una escuela alternativa (como la escuela donde trabajamos las tres autoras), no vas a tener ningún problema. Sencillamente, te buscarán en la clase para que vayas a darle el pecho a tu bebé cuando sea necesario.

Yo voy a darle el pecho por los beneficios de nutrición. Lo que me hizo decidirme fue que la fórmula no es lo mismo que la leche materna y por eso le voy a dar a mi bebé lo que es mejor.

El programa de crianza en la escuela ayuda mucho. En la escuela te puedes extraer leche una vez por la mañana y después del almuerzo.

O puedes ir personalmente a darle el pecho a tu bebé. La guardería queda a sólo dos cuadras.

Chika, 16 – 4 meses de embarazo

Si estás en una escuela secundaria comprensiva o completa con clases muy estructuradas, puede ser difícil lactar a tu bebé en el acto – aunque esté en el predio escolar. ¿Puedes darle de comer a la hora del almuerzo? ¿Hay un receso a media mañana?

La escuela de Caimile no tenía nada previsto para niños, pero ella encontró la manera de contiuar dando el pecho:

En WIC nos reunimos con trabajadores iguales a nosotros y yo hablé con una consultora en lactancia. Conversamos mucho antes y después que naciera Hajari. Él no acepta mamila de ninguna clase y yo voy a la escuela todo el día.

Entonces mi mamá me trae a Hajari a la escuela para que yo le dé de mamar a la hora del almuerzo. Mi hora de almuerzo es a las 10:45 y le doy de mamar 25 minutos. Por lo general está tranquilo hasta que yo regreso a casa a las

*2. Yo me voy a las 7:15 a.m. Él mama por la noche cada
dos horas.*

Caimile, 17 – Hajari, 4 meses

Ciertos bebés, como Hajari, parece como que "deciden" que
si mami no está en casa gran parte del día, ellos van a compensar
mamando más a menudo por la noche. Si esto te sucede a ti, es
deseable que te duermas apenas acaba de mamar (o antes).

Teresa MacFarland, especialista en lactancia, ha trabajado
con madres adolescentes que continúan dando el pecho cuando
regresan a la escuela. Esto es lo que dijo:

> *Estoy completamente convencida de que sí se puede
> hacer, siempre y cuando la madre adolescente tenga deter-
> minación y un adulto de parte suya. Puede ser la enfermera
> de la escuela o alguien del personal (tal vez una madre que
> también amamanta), o hasta su propia madre de ella.*
>
> *También sé que ciertas madres eligen participar en estu-
> dio independiente para poder dar el pecho en el acto.*

La exctracción también funciona

¿No tienes manera de llevar a tu bebé contigo a la escuela o al
trabajo, ni modo de estar con ella durante el día? Te puedes extraer
leche de los pechos dos o tres veces al día, echar la leche extraída
en biberones y refrigerarlos inmediatamente.

Lleva los biberones a casa contigo. (Una amiga siempre pone
las llaves del auto junto con el biberón de leche materna en el
refrigerador. De ese modo no se le olvida que tiene que llevarse
la leche a casa.) Por lo menos una marca de extractor tiene una
bomba con una sección para colocar paquetes de hielo para que la
leche se mantenga fría.

Si estás en condiciones de levantarte bien temprano, valdría
la pena que te extrajeras leche antes de que se despierte tu bebé.
Tus pechos producen leche continuamente, de modo que aun así
puedes tener sufiente leche para cuando tu bebé se despierta.

La persona que la atiende le dará su mamila con leche materrna
al día siguiente. Si alguna vez tienes leche extra, congélala para

usar otro día.

Esa mamila extra de leche también le da a papi la oportunidad de dar de comer al bebé. El apego o los lazos de relación también son importantes para bebé y papá.

Mi trabajo era bueno. Cuando regresé al trabajo, cooperaron conmigo mucho permitiéndome recesos. Yo tenía que extraer y luego llevarla a casa.

Hanna

Averigua sobre extractores de leche. Los buenos son caros. Pero la fórmula también es cara. Lo que ahorras al no comprar fórmula pagará el extractor en poco tiempo. Fíjate si puedes comprar uno que extrae de los dos pechos al mismo tiempo, un gran ahorro de tiempo.

Para mayor información, o tal vez para pedir prestado un extractor, habla con la especialista de lactancia en WIC. O si no, llama a La Leche League de tu comunidad. Puede ser que aquí tengan un extractor para prestarte. O tal vez en tu escuela o el trabajo hay uno o van a comprar uno para madres que lo necesitan.

¿Dónde te harás la extracción?

Por supuesto que necesitas un lugar donde extraer. Si estás en la escuela, ¿puedes ir a la enfermería? ¿O habrá otro lugar en la escuela donde puedas tener la privacidad que necesitas? Pregúntale a tu consejera.

Puede ser que tengas que explicarle a tu consejera por qué es tan importante la lactancia para el desarrollo cerebral de tu bebé. Indícale que tu bebé será mucho más lista al empezar en la escuela si tú le das el pecho ahora.

Si vas a trabajar donde es posible la extracción, piensa en dónde lo lograrás. ¿En la salita de damas? ¿En una oficina vacía? O tal vez trabajas en una compañía donde muchas de las empleadas son mujeres en edad reproductiva. ¿Proporciona la empresa un centro para lactancia? A lo mejor puedes ser tú quien ayude a que se organice tal centro.

Si trabajas en un restaurante de comida rápida, la extracción probablemente no va a ser posible durante tu horario de trabajo. ¿De cuántas horas es tu turno? Si tienes que trabajar a tiempo completo, ¿puedes hacerlo en turnos de tres o cuatro horas para darle el pecho al bebé entre turnos?

> *Dar el pecho fue muy difícil al principio. Yo se lo daba a Ahmad y a veces él no lo agarraba, o a veces no me podía salir la leche. Pero yo seguí en mi empeño y a poco se fue haciendo más fácil.*
>
> *Ahora, cuando me voy para el trabajo, le doy el pecho antes de salir y luego cuando regreso a casa le vuelvo a dar de mamar.*
>
> Latika, 18 – Ahmad, 3 meses

Si te decides por el biberón/la mamila/la mamadera

> *Yo tengo a Nokomis en brazos cuando agarra la mamadera. Yo decidí no darle el pecho porque lo iba a poner en adopción. Mi familia tenía la esperanza de que yo lo hiciera. Pero cambiamos de idea cuando nació.*
>
> *Nokomis estuvo en hogar adoptivo dos semanas mientras decidíamos que estábamos seguros [de nuestra decisión]. A partir de entonces todo ha resultado bien.*
>
> Kalisha, 16 – Nokomis, 9 meses

Si decides darle mamadera, mamila o biberón, copia la manera de amamantar con contacto de piel a piel entre tu bebé y tú cuando le das la mamadera. Hasta podrías arremangarte para que tu bebé sienta tu brazo calentito. Asegúrate de darle fórmula fortificada con hierro. Fíjate en las señas de que tiene hambre. No se debe esperar hasta que llore para darle de comer.

Es igualmente importante dejar de darle la comida cuando ya ha comido lo suficiente. Te dice "estoy llena" con ruiditos de los labios, cuando mama más despacio y quita la cara de la mamadera.

Para preparar la fórmula, sencillamente sigue las instrucciones de la lata.

> *Yo usé fórmula en polvo. Debes echar el agua tibia y después la fórmula – si echas la fórmula primero se hacen terrones.*
>
> Dolores, 18 – Enriko, 2 1/2 años

Nunca acuestes a la bebé y le apoyes el biberón. Se puede ahogar, y tiene más probabilidades de sufrir una infección de oído si bebe de un biberón apoyado o apuntalado. Más que todo, necesita el amor que siente cuando está junto a ti, acunada en tus brazos cuando toma su comida.

Tu bebé necesita tu leche o la fórmula durante todo el primer año. Pero a los seis meses, va a necesitar otros nutrientes, especialmente hierro y zinc. Estos minerales son imprescindibles para el desarrollo saludable de tu bebé tanto física como mentalmente. El zinc también sirve para que la criatura mantenga su sistema de inmunidad.

Así, pues, para los seis meses tienes que empezar a darle cereal fortificado con hierro y zinc. También necesita frutas y legumbres de alto contenido de vitamina C porque ésta ayuda a que el cuerpo absorba mejor el hierro. Lee el capítulo siguiente para mayor información sobre cómo presentarle al pequeño la comida sólida.

La actitud actual de tu niña hacia la comida va a influir en su actitud hacia la comida durante toda su vida. *Tu amorosa atención es de suprema importancia.*

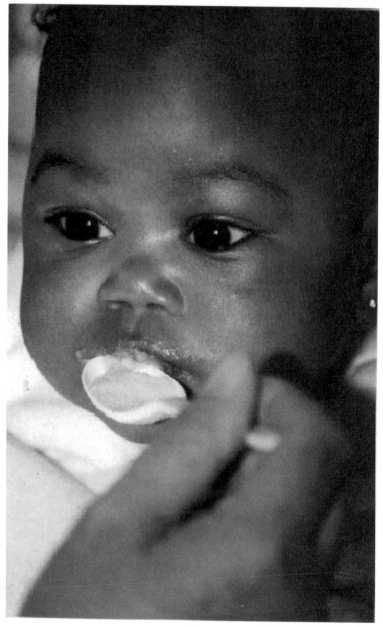

Comer comida sólida es asunto serio.
Ahora puede aprender a disfrutar de gran variedad de sabores.

3

Coladas, despedazadas — la introducción de comidas sólidas

- La leche materna es importante todavía
- El bebé sabe cuánto
- Su primera comida sólida
- Preparación de comida para el bebé
- Los sobrantes se congelan
- ¿No le gusta?
- Cómo mantener a tu bebé sano y salvo
- Ocho meses – hora de comer la comida de la mesa
- Beber de una taza
- Ya no es bebé

Las mamás y los papás deben decir con firmeza a sus parientes que no les den a los bebés ni galletas ni ninguna otra clase de comida de mesa porque todavía no están listos para eso. Sólo hay que decirles: "Bueno, éste es mi bebé. Tenemos que hacer las cosas a mi manera".

Argentina, 18 – Danté, 6 meses

Yo no le doy a Julian muchas cosas fritas porque a mí no me caen bien en el estómago. Le doy galletas pero trato de quitarles la sal. No le doy papas fritas porque alguien me dijo que lo que le doy yo ahora va a establecer sus hábitos más tarde en la vida. No le doy papas fritas. Sólo tengo que pensar en toda esa grasa.

Cynthia, 17 – Julian, 11 meses

La leche materna es importante todavía

Lo ideal sería que los bebés tomaran pecho los primeros seis meses. Si a un bebé se le da mamila, mamadera o biberón, sólo necesita fórmula fortificada con hierro hasta los seis meses aproximadamente.

Tu médico tal vez te recomendó un suplemento de vitamina D cuando el bebé tenía dos meses, o a lo mejor antes. El bebé tiene que continuar esto hasta que se desmama y se le da leche entera fortificada como al año. Para obtener suficiente vitamina D de la leche, tiene que beber por lo menos 17 onzas al día.

Para los seis meses, el bebé necesita comida adicional. Ya ni la leche materna ni la fórmula contiene todos los nutrientes que necesita. Está en capacidad de aprender a comer comidas sólidas. Tu reto de ahora es fascinante. En este momento es que se empiezan a formar los hábitos alimentarios y preferencias de tu bebé. Tu misión es fomentar hábitos alimentarios saludables ahora mismo.

He aprendido a no decir "repugnante", como "Ay, eso es repugnante" como cuando mueles las cosas y tienen aspecto repugnante. Pero si dices eso, van a crecer pensando que es repugnante.

Ameera, 17 – Alida, 12 meses

Lo que tú sientes y crees sobre la comida y la forma en que le das de comer a tu bebé tienen mucho que ver con qué y cuánto come. Tú y tu bebé pueden trabajar en conjunto para desarrollar los hábitos alimentarios saludables que tú quieres que tenga tu hijo.

Con tu ayuda, puede aprender a disfrutar una gran variedad de alimentos que necesita para crecer bien.

El bebé sabe cuánto

¿Si Emma se niega a comer? Sé que si ella se niega a comer, no puedo hacerle fuerza, así que espero hasta que está lista. Yo me podría sentar y jugar distintos juegos con ella todo el día pero ella ni así comería. Ella come cuando está lista.

Paige, 17 – Emma, 10 meses

¿Sabías que los bebés nacen con la capacidad de estimar cuánto necesitan? Aprende a leer las pistas que te da tu bebé. Cuando le estás dando de comer, sintoniza sus señales. Cuando tiene hambre, puede ser que abra la boca y se mueva hacia la cuchara que le ofreces. Podría agarrar algo de comida y llevárselo a la boca. O podría tratar de agarrar la cuchara.

Si quita la cara o se tapa la cara con las manos, a lo mejor te dice: "basta ya, estoy llena". Ofrécele algo de beber. Si aún se niega a comer, es hora de parar.

Los bebecitos tienen estómagos muy pequeños. Por lo tanto, tienen que comer comidas pequeñas con frecuencia. Empieza con sólo una cucharadita de comida y gradualmente dale más. Está al tanto siempre de las señales de que está llena. Recuerda que si un día tiene mucho apetito, el día siguiente puede ser muy diferente. Ciertos días pareciera como que se está muriendo de hambre. Otro día, sencillamente no quiere comer. Tienes que darle porciones variadas, según sus necesidades.

Si no quiere comer, me imagino que no tiene hambre. Lo envuelvo y lo pongo en el refrigerador, luego lo caliento y se lo doy más tarde. Ciertas veces tiene muchísima hambre; se come dos platos de cereal y yo me digo "¡Qué barbaridad, niña!" Yo no trato de limitarle la comida, ni le hago fuerza para que coma. Nunca le voy a decir: "No te puedes parar de la mesa hasta que limpies el plato". Si ya no te cabe, ya no te cabe.

Ameera

Nunca insistas en que se acabe la cantidad que tú decidiste darle. Limpiar el plato cada comida no es siempre lo mejor, aunque sea receta de tu abuela.

Tú decides qué darle a tu criatura y cuándo dárselo. Pero permítele a tu criatura que decida por sí misma si quiere comer y cuánto. Así es como le enseñas a tu niña a respetar su apetito. Si tiene hambre, comerá con apetito. Cuando está satisfecha, dejará de comer. Así es como aprende a regular su propia ingesta de comida.

Muchos adultos obesos nunca aprendieron esta sencilla práctica. Muchos de nosotros comemos lo que tengamos a la vista, siempre y cuando nos agrade. Un niño a quien no se le ha forzado a comer puede ser un ejemplo para el resto de nosotros.

Su primera comida sólida

Ya tu bebé tiene casi seis meses. Se puede sentar con un poquito de apoyo y parece dispuesto a comer un poquito de comida sólida.

Empieza con cereal de arroz enriquecido con hierro, el especial para bebés que se compra en paquetes. Mezcla como una cucharadita de cereal con tres o cuatro cucharaditas de tu leche o fórmula. La mezcla va a ser muy aguadita.

Siéntalo en un asientito de bebé o en tu regazo. Usa una cucharita de mango largo con tazoncito que le quepa bien en la boca. (Darle de comer con una cucharita común y corriente, para él es como sería para ti comer con un cucharón de servir.) Acércale la cucharadita de cereal a los labios, pero no se la metas en la boca.

Al principio va a usar su habilidad de chupar para meterse el cereal en la boca. Ofrécele un par de cucharaditas. Si no las quiere, espera unos días y vuelve a hacer la prueba. Gradualmente, espesa el cereal un poquito más. Va a preferir su comida a temperatura ambiente. No hay que calentarla.

Empecé a darle cereal hace como tres semanas y se lo doy una vez al día. Ahora come cada tres horas, inclusive por la noche. Ella se despierta solita, como si [dijera] "tengo hambre" y lo va a seguir haciendo hasta que pese 15 libras. Estoy agotada. Mi mamá no me ayuda por la noche porque ella tiene que ir al trabajo.

Monique, 18 – Ashley, 5 meses

Poco después de empezar a darle un poquito de cereal, empieza a darle poquito a poquito, algunas verduras y frutas coladas. Se debe empezar con las verduras para que no se acostumbre únicamente a lo dulce de las frutas. Espera siempre tres o cuatro días para ofrecerle alguna comida diferente. Así, si el bebé tiene alguna reacción alérgica como una erupción cutánea o el estómago malo, vas a saber la comida que probablemente le causó el problema.

Para empezar, májale un pedazo de banana, guineo, plátano o cambur. Envuelve el otro pedazo en plástico y guárdalo en la refrigeradora. No tienes por qué comprar un tarrito de banana majada. Es súper fácil de preparar.

Pasa a la salsa o crema de manzana, zanahorias majadas, calabaza, batatas, camotes o papas dulces, peras y duraznos o chabacanos. Majar aguacate o palta es también una buena opción. Probablemente va a empezar con una cucharadita de fruta o verdura, que se aumenta a 1/4 - 1/2 de taza diariamente, repartida en dos o tres porciones.

Si compras los tarritos de Stage1/Paso 1 de comidas de bebés, compra los que contienen sólo un ingrediente. No le des los de postres ni las mezclas de dos o más.

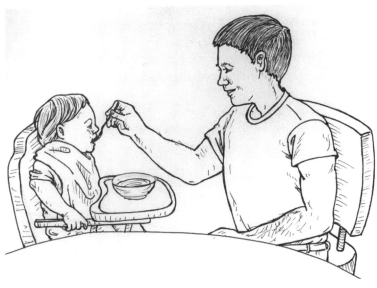

Preparación de comida para el bebé

Pancho comió colados de bebé desde los cinco o seis meses hasta hace como un mes cuando rechazó todo eso de bebé.

Ahora quiere la comida de la mesa. Le encantan los espagueti. No le vamos a dar un perro caliente ni nada bien condimentado. Cuando comemos pollo, cocinamos el doble de lo que vamos a comer y guardamos la mitad para la noche siguiente, en caso de que comamos algo bien condimentado.

Querida, 18 – Pancho, 10 meses

No tienes que comprar las comidas en tarritos. Tú misma los puedes mezclar fácilmente si tienes una licuadora. Puedes pasar las cosas por un colador o puedes comprar un molinillo especial para comida de bebé, poco costoso. Posiblemente el molinillo te resulte más fácil para preparar cantidades pequeñas.

La licuadora te será útil si preparas suficiente cantidad de alimento majado para darle al bebé enseguida y congelar el resto. En realidad, la licuadora es mejor que el molinillo cuando el bebé tiene de seis a ocho meses, cuando necesita cosas muy blanditas, coladas, o de Stage 1/Paso 1.

Josie come galletas de vegetales. Yo le preparo su comida. De lo que sea que comamos de cena, le licúo un poco y se lo come. Si comemos brócoli, no le echo sal, por supuesto. Yo no le echo nada a las cosas – al puré de papas no le echo sal.

Empecé a los cinco o seis meses. Preparé todo excepto el cereal de arroz. No le gustan los duraznos. Le encantan los camotes. Los pico en cuadritos y los meto al horno. No les echo nada. Si los demás los quieren con un poquito de sal o azúcar, ellos mismos se lo pueden echar [en el plato].

Vanesa, 19 – Andrea, 4; Josephina, 8 meses

La comida cocinada al vapor es mejor para el bebé (y para todos los demás) que hervida. Los alimentos que se cocinan en agua hirviendo pierden valiosos minerales y vitaminas. Para cocinar al vapor, necesitas una canastita vaporario para meter en tu olla. Esto mantiene el alimento sobre el agua caliente cuando se cocina.

Cocina las legumbres al vapor, sobre agua hirviendo, en una olla con tapa hasta que estén suaves. Luego májalas o licúalas. A lo mejor tienes que echarles un poquito más de agua para lograr la consistencia deseada.

Para tu bebé, también puedes usar legumbres enlatadas en agua sin condimentos y licuarlas o molerlas.

Cuando cocinas para tu familia, saca la porción para el bebé antes de sazonar con sal, azúcar u otros condimentos. A los bebés les gustan las cosas simples. El gusto por la sal ocurre cuando comen comidas con sal. La comida que preparas es para tu bebé, no para ti, así que no la debes sazonar. Quieres que le guste, aunque tú la encuentres sin gusto.

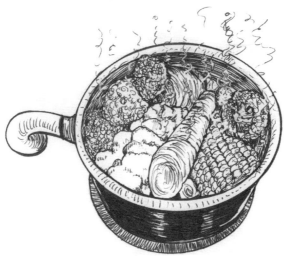

Emma tenía como cinco o seis meses cuando empezamos a darle cereal para bebés y tarritos de comida para bebés. Ahora le preparamos todo lo que come. Si tenemos un lomo al horno, papas, zanahorias, echamos todo en la licuadora al mismo tiempo. A ella le encanta. Todavía compramos unos cuantos tarritos para que obtenga todo lo que necesita.

Paige, 17 – Emma, 10 meses

Todos necesitamos por lo menos cinco raciones de legumbres y frutas diariamente – hasta los bebés. Pero, ¿cuánto es una ración?

Cuando empieza a comer frutas y legumbres, puede ser una cucharadita o hasta menos. Para bebés mayorcitos, una porción razonable es como 1/4 taza ó 1/2 envase de alimento en puré.

Si tú misma preparas casi toda la comida del bebé—de frutas, legumbres y carnes—vas a ahorrar mucho dinero. La preparación puede ser bastante rápida. Puedes cocinar frutas para tu bebé —manzanas, duraznos, peras y albaricoques. Lava, pela y pica la fruta en pedacitos y quítale los cuezcos o huesos. Cocina al vapor hasta que ablanden, 10-20 minutos. No le eches azúcar. Con un molinillo o una licuadora, mezcla hasta que quede de consistencia pareja.

Si tiene por lo menos seis meses, le puedes preparar al bebé algo de fruta cruda. Lava y pela una manzana, una pera, un durazno o un albaricoque. Añade un poquito de agua y revuelve.

Las frutas enlatadas en agua o en su propio jugo (sin azúcar) también se pueden licuar o moler para el bebé.

Cuando cocinas carne para tu familia, mezcla hasta que quede suave. Agrega un poquito de agua o consomé o ambas cosas cuando sea necesario.

Los sobrantes se congelan

Para congelar los sobrantes de la comida para bebé preparada, pon la comida en cubetas moldeables para hielo. Ya congelada, métela en bolsas especiales para el congelador. Guarda cada grupo de cubos de carne, legumbres y frutas por separado.

Cuando los necesites, calienta los cubos sobre agua hirviendo o en una ollita de escalfar huevos. Recuerda que calentar sólo a temperatura ambiente le va bien al bebé.

Si vas a comer en un restaurante y le llevas la comida al bebé, pon los cubitos congelados en un platito y llévalos. Para cuando llegan al restaurante, a lo mejor los cubitos ya se han descongelado.

Cada vez que cocinas una legumbre para la familia, cocina

más de lo necesario y congela lo que sobra. Así es más fácil ofrecerle al bebé una variedad de sabores, sea cual sea la comida de
la familia.

¿No le gusta?

*Yo solía escuchar: "no te puedes ir de la mesa hasta
que comas", pero si yo no como lo que no me gusta, ¿por
qué lo tiene que comer él? Y tampoco como cuando estoy
llena, así que él tampoco tiene por qué hacerlo. Llega un
momento en que tiene que comer, pero si está comiendo
bien, ¿por qué forzarlo a ir a la mesa y hacerlo comer?*

Cynthia

Tu pequeña tal vez te diga que no le gusta una nueva comida si
la escupe tan pronto se la das. O tal vez mantenga la boca
cerrada y quite la cara cuando ve algo nuevo que le ofreces.
Muchos bebés tienden a sospechar de comidas nuevas.

Si tu bebé se niega a comer algo nuevo, como camote, papa
dulce o batata majada, no debes pensar que nunca va a obtener los
beneficios de comer este tubérculo. Espera unos días y   ofrécesela de nuevo. ¿Aún se niega? Inténtalo otra vez más   adelante.
A veces hay que darle a probar un poquitito de una comida nueva
hasta 15 veces, o hasta más, antes de que la acepte.

Tu objetivo es que la criatura disfrute de una gran variedad de
alimentos saludables. Ofrecerle cosas distintas con toda paciencia
realmente vale la pena.Si aprende a comer nuevas comidas desde
pequeñita, probablemente va a aceptar mayor variedad de
comidas cuando tenga mayor edad.

Aunque no aprecie una determinada comida, tienes que tener
paciencia y ser agradable. Si la hora de comer es un momento
agradable, es probable que esté más dispuesta a aceptar comidas
nuevas.

Para los seis o siete meses, le va a gustar agarrar pedacitos de
comida con la mano y comerlos. Le van a gustar el queso blando,
las galletas sin sal, pedacitos de tortilla, tofu y pan integral
tostado. Evita panes con nueces o semillas grandes. Posiblemente
acepte que le des cucharadas de comida si al mismo tiempo puede
agarrar pedacitos y metérselos a la boca ella solita.

Cómo mantener a tu bebé sano y salvo

Si compras tarritos de comida para bebés, no le des de comer directamente del envase. Saca la cantidad que crees tú que se va a comer él y ponla en un plato. Si no se come toda la porción, bota lo que deja. No lo guardes para más tarde. Se puede dañar.

Apenas abres el tarrito, mete en la refrigeradora lo que no vas a usar. Se mantendrá fresco uno o dos días. Escribe en la tapa la fecha en que lo abriste.

El pescado es bueno para el bebé – pero no le des tiburón, pez espada ni ningún otro pescado depredador grande porque contienen mucho mercurio.

Sigue la regla de las tres SSS cuando le das de comer a tu bebé. Mientras come, mantenlo *seguro, sentado* y *supervisado*. No lo dejes comer cuando está jugando. Puede estar en su silla alta, tu regazo o una silla segura cuando come o bebe. Es más seguro así y, además, aprende buenos hábitos para comer.

Tienes que estar con él siempre cuando come o bebe. Esos primeros meses, se puede atorar con la comida porque está pasando de comida majada a comida con terrones. También se puede atorar si come demasiado rápido o se mete mucho en la boca. Por eso tienes que estar presente.

> *Lo que más me preocupa es que los pedacitos sean lo suficientemente chiquitos para que Pancho los coma sin asfixiarse. Ambos sabemos resucitación cardiopulmonar [CPR por las siglas en inglés].*
>
> Querida

Nunca le eches cereal ni ninguna otra comida en el biberón. Él chupa el biberón, pero necesita comer comida sólida. Echarla en el biberón también es peligroso porque se puede atorar.

No le des miel de abeja al bebé hasta que tenga por lo menos un año. Le puede causar botulismo infantil (intoxicación o envenenamiento con comida).

Ocho meses – hora de comer la comida de la mesa

Nuestros hábitos alimentarios son saludables, no comemos fuera de casa, y a Pancho le encanta la comida

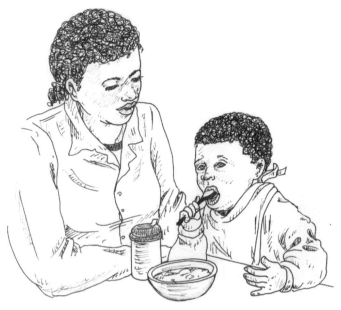

de la mesa mucho más que la de bebé. Lo que hacemos es
que le picamos la carne bien picadita.

Querida

Para los ocho meses, es posible que la niña quiera entre tres y
nueve cucharadas de cereal diariamente, repartidas en dos o tres
porciones. Una vez que estés segura que no es alérgica al cereal
de arroz, dale cebada y después, avena. Siempre debes esperar
varios días entre un cereal y otro.

Yo siempre voy paso a paso – cereal de cebada es lo
único que Aida no puede comer. Lo vomita, pero sí puede
comer otros cereales: arroz, avena. Con el arroz le majo
un pedazo de banana y se lo mezclo con el cereal y a ella
le encanta eso.

Ameera

La mayoría de los bebés realmente necesitan el alimento blandito sólo hasta aproximadamente los ocho meses. Para entonces,
le puedes picar y majar la comida de la mesa.

Entre los ocho y los nueve meses, la criatura puede digerir un poquito de carne y aves en puré. También puede obtener proteína de la yema de huevo, bien cocida y picadita para que ella misma se pueda dar de comer.

Los frijoles o habichuelas de cáscara suave, como lentejas, arvejas, frijoles pintados y frijoles negros, bien majaditos, son buena fuente de proteína. También es bueno el tofu o quesito de soya. Si le das tofu a tu bebé, májalo antes. Si eres vegetariana y no tienes planes de darle carne a tu niña, tienes que darle gran cantidad de estas otras clases de proteína.

De dos a cuatro cucharadas de alimentos proteínicos son suficientes a esta edad.

Dale otras cosas que pueda comer con la mano – pedacitos de banana, Cheerios® sin dulce y galletas de dentición. Beiguels levemente tostados se pueden partir en pedacitos que le puedes dar.

Prueba a darle huevos revueltos o perico. Ciertos días le va a gustar comer por sí misma. Otras veces, apreciará tu ayuda.

También le puedes empezar a dar jugo de manzana o de pera. No le debes dar jugo de naranja o china ni ninguna otra clase de cítricos hasta por lo menos un año. Esto se debe a que algunos niños son alérgicos a todos los cítricos durante su primer año.

Limita el jugo de manzana o de pera a 1/4 de taza al día por su alto contenido de azúcar. Diluye el jugo con una cantidad igual de agua antes de servírselo. Esto va a tener buen sabor y le proporcionará sólo la mitad de azúcar del jugo sin diluir.

¿Comes en restaurantes de vez en cuando? Probablemente la niña va a comer un poquito de tu hamburguesa y el pan. Agrégale un tarrito de frutas o legumbres de Stage/Paso 2 ó 3 más su fórmula y tendrá una comida balanceada. O si no, lleva unos cuantos cubitos de frutas y legumbres de los que ya preparaste y congelaste en vez de los más costosos tarritos de Stage/Paso 2 ó 3. A lo mejor le va a gustar más el sabor de su comida casera.

Éste es un momento de mucho desaliño para tu bebé – y para ti. Mientras aprende a comer por sí misma, la comida probablemente va a parar en el piso, untada en el cabello y en la cara. Un poco le va a dar a la boca. Ésta es la manera de aprender.

No más coloca una gruesa capa de periódicos debajo de su silla. Cuando termina de comer, enrolla los periódicos y échalos a la basura o para hacerlos compost. Es una manera fácil de entenderse con la mugrería.

Beber de una taza

Para los siete u ocho meses, empieza a enseñarle a beber agua de una taza pequeña. Una taza de "entrenamiento" con una boquilla le ayuda a ajustarse de chupar leche a poder beber de la taza. También es posible que no bote ni fórmula ni agua de una taza de entrenamiento tanto como de una taza común y corriente.

Los bebés y los párvulos necesitan leche materna o fórmula, agua, o un poquito de jugo de fruta sin endulzar en su taza. Muy pocas veces necesitan otra cosa. A esta edad no se le debe dar soda, café, té ni bebidas de frutas. No es bueno que ingiera todo el azúcar y/o la cafeína que contienen estas cosas.

A lo mejor decides seguir dándole el pecho pasado el año. Dale otros líquidos en una taza.

El fin del primer año es un buen momento para desmamar a un bebé de biberón y acostumbrarlo a la taza. Si no es alérgico a la leche, tiene que acostumbrarse a beber leche entera (no semidescremada ni descremada). Dale cuatro onzas en una taza, cuatro veces al día, con la comida o una merienda. No debe beber más de 24 onzas al día. Si no, podría ser que no tenga apetito para otros alimentos importantes que necesita.

Si tu niño no es alérgico a la leche, consulta con tu médico sobre el mejor sustituto de la leche.

Ya no es bebé

Ahora come básicamente de todo. No le doy cosas duras que lo pueden atorar – ni maíz ni miel de abejas. Mi abuelita cocina las cosas demasiado. Por lo general, le doy pedacitos que sé que no lo van a atorar.

Cynthia

Para los diez meses ya no es infante. No sólo agarra la comida y se la mete en la boca sino que trata de usar la cuchara por sí misma. Puedes empezar a darle yogur y requesón majado, hasta queso suave pasteurizado. A lo mejor puede comer hasta 1/3 de taza de yogur o requesón, quizás 1/2 onza de queso.

Sigue dándole cereales fortificados con hierro. Para esta fecha, si no muestra síntomas de alergia a los cereales de arroz, cebada, trigo o avena, le puedes añadir cereales mezclados a su dieta.

La fruta la debe comer o en cubos o en tiras o majada. Ya puede manejar legumbres cocidas, bien suavecitas, como guisantes o chícharos (con la vainita partida) y trocitos pequeños de zanahoria. Ya hasta está en disposición para pequeñas porciones de comidas combinadas, como macarrones con queso y platos de carne y verduras ("casseroles").

Le gusta la comida de la mesa –macarrones con queso, papas majadas, guisantes, pedacitos finitos de carne como jamón y pavo, pedacitos diminutos.

Le gustan las legumbres. Me parece que su [plato] favorito es el brócoli con queso. Yo los preparo y los pongo en el procesador y los mezclo.

Le mezclo espaguets, bistec Salisbury y arroz. Le añado un poquito de fórmula para que no quede tan espeso. Le gusta comerlo sin ayuda.

Ameera

Sigue presentándole nuevas comidas, una cada vez, por lo menos con tres días de por medio entre una y otra nueva. Si notas que tiene una erupción cutánea o el estómago malo después de comer una determinada comida, quítale tal comida por cierto tiempo.

Ahora necesita tres o cuatro comidas al día más meriendas. Las comidas y las meriendas hay que planearlas con la nutrición en mente. No necesita dulces ni frituras, por lo tanto si se le da, que sea muy poco, o mejor no se le da. (Ver el capítulo 7.)

En este momento puedes ya incluir a tu bebé en las comidas en familia. Le va a gustar ser sociable cuando come.

Por lo general como con la familia y le doy de comer a Emma al mismo tiempo que los demás comemos. Si hay alguna discusión, ella quiere estar metida en el medio. Nos sentamos alrededor de la mesa. Es más fácil que llevarla a la otra habitación y hacer todo frente a la TV. Y le gusta sentarse con la familia. En realidad, ella todavía no habla pero sí tiene sus propias conversacioncitas.

Paige

Sigue ofreciéndole a tu bebé una gran variedad de alimentos. Que la hora de la comida sea un momento satisfactorio. Lo más probable es que no se coma todo lo que tú quieres que se coma cada vez, pero sí va a desarrollar buenos hábitos alimentarios bajo tu paciente guía.

Enseñarle a comer los alimentos saludables que necesita es un gran regalo para tu niño o niña.

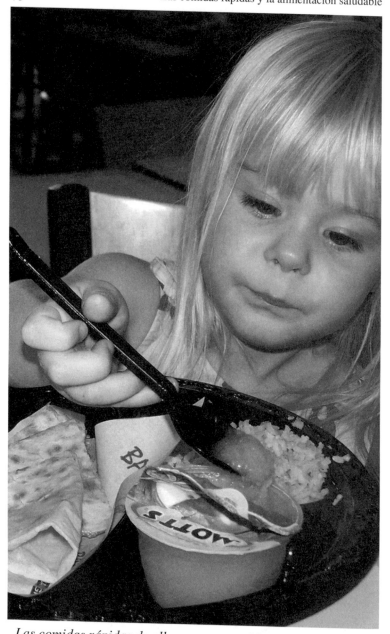

Las comidas rápidas de ella son una nutritiva quesadilla, compota de manzana y leche.

4

Las comidas rápidas y la alimentación saludable

- Comidas rápidas en todas partes
- Datos para recordar
- Cuidado con el sodio en las comidas
- Las mejores opciones en comida rápida
- Buenas opciones para mamá
- Desayuno con comida rápida
- Comida rápida para párvulos
- Hamburguesas para los preescolares
- Comidas rápidas que se deben evitar
- Consejos para comer comidas rápidas

La obesidad es un factor tan grande aquí porque la comida rápida es tan accesible. La hay en todas partes. Anuncian tanto para los niños y después los niños lloriquean y lloriquean. Al fin los padres se rinden y no deberían. Es demasiado fácil – "No más vamos a McDonald's® y no tengo que cocinar hoy". Me parece que por eso tenemos tal problema, porque son perezosas.

Cuando yo trabajo todo el día, no tengo ganas de cocinar cuando regreso a casa.

Es duro cuando los dos trabajan y ninguno de los dos quiere cocinar.

Caimile, 17 – Hajari, 4 meses

Normalmente, en los restaurantes de comida rápida, Mackenzie pide la "happy meal" de pollo con una ensalada, lo que a mí me parece extraño, pero eso es lo que ella escoge. No se bebe la soda. Pide la leche con chocolate.

Hannah, 23 – Mackenzie, 4 1/2

Cuando quedé embarazada, empecé a comer menos comida chatarra. Antes del embarazo, salíamos a comer comida rápida por lo menos tres veces a la semana. Ahora hemos cambiado—más o menos una vez cada dos semanas o algo así.

Ameera, 17 – Aida, 12 meses

Comidas rápidas en todas partes

Las comidas rápidas nos rodean por todas partes – en las escuelas, los centros comerciales, en todos los vecindarios, en el cine y en la tienda de comestibles. Son populares entre muchas personas por su conveniencia, precio y atractivo, especialmente para los niños. Los niños se sienten atraídos por la propaganda en TV y las graciosas bolsitas con juguetes que les dan.

Decidimos que este capítulo sobre comida rápida tenía que venir antes de los capítulos sobre la alimentación de párvulos y preescolares. Esto se debe a que a muchos bebés y párvulos les dan "a probar" papas fritas, por ejemplo, cuando muy pequeños. Así muy pronto adquieren el gusto por ellas.

La verdad es que las papas fritas son uno de los tres vegetales que más comúnmente comen los bebés de 9-10 meses. Para los 15-18 meses, comen más papas fritas que cualquier otro vegetal. Las papas fritas grasosas son un sustituto muy pobre de vegetales nutritivos.

No decimos aquí que toda comida rápida es mala. Lo que sugerimos es que selecciones bien cuando salgas a comer comidas rápidas. Recuerda, además, que tu bebé no tiene que probar todo lo que tú comes. Dar el ejemplo del buen comer es muy importante. Pero si tú estás comiendo papas fritas, dale a tu bebé una galleta en vez de las papas fritas. De no hacerlo, le estás enseñando a gustar la grasa y la sal de las papas fritas. Si no adquiere este gusto ahora, va a tener mejor salud. Está en tus manos.

Yo creo que los niños tienen sobrepeso porque sus mamás y papás comen muchos refrigerios. Deben disminuir las golosinas, dulces y comidas rápidas. Por eso es que yo trato de alejarme de tales cosas.

A Jabari le doy galletas, como galletas graham, para merienda, en vez de un montón de caramelos. Muchas personas tienen sobrepeso porque sus padres les dan lo que sea que quieran comer.

Abeni, 17 – Jabari, 16 meses; Abiba, 6 semanas

Cuando planeas opciones de comidas saludables para ti y tu criatura, ¿incluyes también salidas a comer comidas rápidas? Sí es posible encontrar comidas nutritivas en ciertos restaurantes de comida rápida. Pero debes saber que es de suma importancia elegir las mejores opciones si comes comidas rápidas.

Existen opciones buenas, medio medio y malas opciones tanto en restaurantes como en la tienda de comestibles. Lee las tablas de nutrición en tus restaurantes favoritos. Después, examinemos algunas y hagamos comparaciones. Eso te servirá para lograr tu objetivo de comidas saludables para la familia.

Datos para recordar

Las adolescentes de 14-18 años deben comer
- alrededor de 2.200 calorías diariamente
- 46 gramos de proteína
- 130 gramos de carbohidrato
- 66 gramos de grasa

Las adolescentes embarazadas necesitan
- 2.600 calorías al día
- 50-70 gramos de proteína
- 175 gramos de carbohidrato
- 66 gramos de grasa

Las madres lactantes necesitan
- alrededor de 3.000 calorías diariamente
- 60-70 gramos de proteína
- 210 gramos de carbohidrato
- 78 gramos de grasa

Los niños menores de seis meses necesitan que todas sus calorías provengan de la leche materna o de la fórmula. Al final de ese período tú vas a introducir otras comidas, principalmente para introducir el estilo de comida sólida y sabor. El cereal proporciona el hierro y el zinc que necesitan los bebés para los seis meses.

Los niños de seis a 12 meses necesitan todavía la leche materna o la fórmula como fuente principal de nutrición. Hacia fines del primer año, tu bebé probablemente va a comer diariamente 21/2 tarritos de comida para bebé ó 11/4 tazas de comida preparada en casa

Los párvulos de uno a tres años necesitan
- 1.500 calorías diariamente
- 13 gramos de proteína
- 130 gramos de carbohidrato
- 35 gramos de grasa

Los niños de cuatro a ocho años necesitan
- 1.700 calorías diariamente
- 19 gramos de proteína
- 130 gramos de carbohidrato
- 47 gramos de grasa

Cuidado con el sodio en las comidas

Además de azúcares y grasas, las comidas rápidas y otras comidas preparadas contienen otro enemigo de la buena salud: sodio.

Esto es un asunto serio durante el embarazo. Demasiado sodio en la dieta contribuye a la alta presión sanguínea y toxemia/eclampsia, una condición realmente delicada.

Una cosa que he notado cuando como algo con mucha sal en la comida es que me hincho. Tengo que limitar la sal porque si no, me hincho horriblemente.

Nhu, 17 – casi 9 meses de embarazo

La alta presión de la sangre es un asunto de salud importante en muchas familias toda la vida. Aprender ahora a consumir comidas con menos sodio, especialmente sal, es importante.

La cantidad de sodio que se recomienda ingerir en un día, según el National Institute of Health, es1.500-2.400 mgs/día para adultos. Una cucharadita de sal contiene 2.300 mgs (miligramos) de sodio. Lee las etiquetas y échale muy poquita sal a la comida que preparas, u omítela completamente. Usa especias, salsa y otros condimentos para preparar tus comidas y no les eches sal.

Aun platos que contienen huevos, a los cuales mucha gente les echa bastante sal, son sabrosos sin sal, o con queso bajo en sodio (como queso suizo). ¿O qué tal con pimienta solamente? También se consiguen sustitutos de sal en los supermercados. Pregúntale a tu proveedor de atención médica qué es lo más recomendable.

Los niños deben ingerir sólo unos 1.000-1.500 mgs/día de sodio. Si les das la menor cantidad posible de comidas preferidas por ellos, también consumen menos sal.

La información de las págs. 81-82 también es importante. Es útil saber cuándo tú y tu niño han ingerido suficiente de cada tipo de alimento en un día.

La mayor parte de las calorías buenas para los niños provienen de frutas, legumbres, leche, alimentos proteínicos y granos (como pan, cereal, galletas). Ningún alimento que selecciones debe tener más de 30 por ciento de grasa.

Las mejores opciones en comida rápida

Es difícil, especialmente ahora con los caprichos del embarazo. Me entran ganas de un McDonald's® o pizza y papas fritas. A veces caigo. Pero nosotros comemos muy poca comida rápida porque mi médico dice que no debo comer cosas grasosas y que debo disminuir las comidas rápidas.

Katrina, 18 – 7 meses de embarazo; Salvador, 19 meses

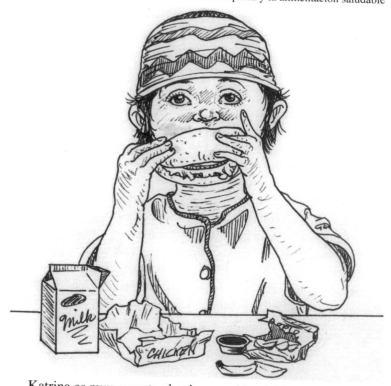

Katrina es muy sensata al evitar comida rápida casi todas las veces. Pero cuando "cae", es posible que pueda pedir comidas con los nutrientes que ella necesita. Varios de los restaurantes de comida rápida ahora ofrecen algunas opciones saludables. No tienes que pedir una hamburguesa doble con tocino y queso, una orden grande de papas fritas y una soda gigante con los nutrientes que siguen:

	Calorías	Proteína	Carbohidratos	Grasa	Sodio
Hamburguesa doble c/tocino, queso	730	47	46	40	1.720
Papas fritas – grande	570	6	70	30	330
Soda gigante	310	0	86	0	20
Totales	**1.610**	**53**	**202**	**70**	**2.070**

¡Qué barbaridad! ¡Eso tiene más proteína, carbohidratos y grasa y casi toda la sal y calorías que necesitas para todo el día!

Veamos ahora algunas opciones más razonables. Para mamá, éstas se basan en 550 calorías en cada una de tres comidas. Esto deja libres 550 calorías para meriendas.

Nota: La proteína, el carbohidrato y la grasa se miden en gramos pero el sodio (la sal) se mide en miligramos.

Buenas opciones para mamá

	Calorías	Proteína	Carbohidratos	Grasa	Sodio
Taco de bistec a la parrilla estilo fresco	280	12	21	5	650
Frijoles pintados con queso	180	10	20	7	700
Agua helada con limón fresco	0	0	0	0	0
Totales	**460**	**22**	**41**	**12**	**1.350**

Pide frijoles pintados sin queso para rebajar el contenido de grasa y sodio de tu comida.
(Taco Bell®)

1 tajada de pizza con queso (14 pulg.)	220	11	25	8	610
1 tajada de pizza para vegetarianos (14 pulg.)	190	9	26	6	570
Agua (¡Más agua, más pizza!)	0	0	0	0	0
Totales	**410**	**20**	**51**	**14**	**1.180**

(Pizza Hut®)

Pechuga de pollo sin pellejo a la plancha	153	29	5	0	540
Ensalada jardinera	111	5	10	8	271
2 tortillas de maíz	140	9	26	30	60
Té helado sin azúcar	0	0	0	0	10
Totales	**404**	**43**	**41**	**38**	**881**

(El Pollo Loco®)

	Calorías	Proteína	Carbohidratos	Grasa	Sodio
Ensalada con aderezo ranchero de tocino con pollo SIN el tocino	247	29	12	3	749
Vinagreta	40	0	4	3	440
Leche semidescremada	100	8	12	2.5	125
Totales (McDonald's®)	**387**	**37**	**28**	**8.5**	**1.314**
McNuggetts de pollo (6)	250	15	15	15	450
Ensalada pequeña con vinagreta	40	0	4	3	440
Leche semidescremada	100	8	12	2.5	125
Totales (McDonald's®)	**390**	**23**	**31**	**20.5**	**1.015**
Sándwich de rosbif, regular	320	21	34	14	953
Leche semidescremada	100	8	12	2.5	125
Totales (Arby's®)	**420**	**29**	**46**	**16.5**	**1.078**

Si resuelves quitarle el pellejo y las migas de pan y pides las papas sin "gravy" y si no le pones mantequilla ni sal al maíz, el siguiente menú puede estar bien:

	Calorías	Proteína	Carbohidratos	Grasa	Sodio
Pechuga de pollo sin pellejo ni migas de pan	140	29	0	3	410
Papas majadas sin cáscara ni "gravy"	110	2	17	4	320
Mazorca de maíz (3 pulgadas) sin sal ni mantequilla	70	2	13	1.5	15
Agua helada con limón fresco	0	0	0	0	0
Totales (KFC®)	**320**	**33**	**30**	**8.5**	**745**

Desayuno con comida rápida

	Calorías	Proteína	Carbohidratos	Grasa	Sodio
Egg McMuffin®	300	17	30	12	860
Leche semidescremada	100	8	12	2.5	125
Jugo de naranja	140	2	33	0	5
Totales	**540**	**27**	**75**	**14.5**	**990**

(McDonald's®)

	Calorías	Proteína	Carbohidratos	Grasa	Sodio
Huevo y queso en pan de masa fermentada	392	17	40	12	1.058
Jugo de naranja	140	2	33	0	5
Totales	**532**	**19**	**73**	**12**	**1.063**

(Arby's®)

Aunque estas comidas contienen buena cantidad de proteína, tienes que planear las comidas siguientes con mucho cuidado. Tendrás que beber más leche o comer otros productos lácteos.

Estas comidas contienen sólo una ración de fruta o vegetal, y algunas no tienen nada de eso. Tú necesitas por lo menos cinco. (Media taza es una ración de vegetales.) También necesitas varias raciones más de granos integrales, de una onza cada una. Si estás embarazada o das el pecho, necesitas también proteína adicional.

Si uno come más de una comida rápida al día, probablemente significa que ese día fue de ingesta alta en sodio. Ingerir tanta sal, con el tiempo, especialmente durante el embarazo, contribuye a más hinchazón, presión sanguínea más alta y posiblemente, toxemia (eclampsia).

Comida rápida para párvulos

	Calorías	Proteína	Carbohidratos	Grasa	Sodio
1/2 hamburguesa pequeña	130	6.5	16	4.5	215
Leche descremada	100	8	12	2.5	125
"Dippers" de manzana	105	0	23	1	40
Totales	**335**	**14.5**	**51**	**8**	**380**

(McDonald's®)

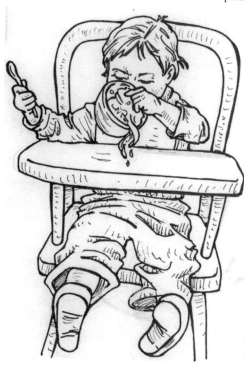

*Esta ma-
ñana, Savannah
comió papas
con un huevo.
Al mediodía,
comimos en
McDonald's
– papas fritas,
una hamburgue-
sa y jugo. Lo
compartimos.
Esta noche
vamos a comer
carne con le-
gumbres.*

Lorena, 17 –
Savannah, 2 1/2

El desayuno para
un párvulo en un res-
taurante tiene que ser
cereal no azucarado
llevado de casa. Cómprale leche semidescremada para echarle al
cereal.

Puedes añadirle jugo de naranja o china, 140 calorías; 2
gramos de proteína; 33 carbohidratos y 0 grasa. "Dippers" de
manzana, sin salsa, se pueden pedir para el desayuno, si los hay.
Añade 35 calorías y ocho carbohidratos.

El niño va a necesitar un buen surtido de frutas y legumbres,
granos integrales y leche en sus otras comidas y meriendas.

Hamburguesas para los preescolares

*A Kendall le gusta McDonald's® porque le gusta la
"happy meal". Le encantan las papas fritas.*

*Nosotros nos esforzamos por no comer afuera tanto
como solíamos hacerlo. El médico dice que demasiada
comida rápida es nociva para Kendall por el problema de*

la obesidad. Ella nunca ha tenido sobrepeso, pero el doctor me dijo que esto podría hacerse un hábito alimentario. Por eso, pues, cambiamos. Comíamos en restaurante unas cuatro veces por semana. Hoy día, el domingo es el día de la familia y podemos salir a comer. Eso es todo.

Ukari, 19 – Kendall, 3

	Calorías	Proteína	Carbohidratos	Grasa	Sodio
Hamburguesa pequeña	260	13	33	9	430
Leche semidescremada	100	8	12	2.5	125
Taza de frutas (manzanas y uvas)	24	0	9	2	0
Totales	**384**	**21**	**54**	**13.5**	**555**

Igual que en el caso del menú para párvulos, esto le da al preescolar suficiente proteína. Él necesita más fruta, legumbres, leche y granos integrales en sus otras comidas y meriendas.

El desayuno fuera de casa es aún un reto para los preescolares porque las comidas rápidas disponibles tienen muy alto contenido de grasa y carbohidratos.

Comidas rápidas que se deben evitar

Trata de alejarte de las comidas rápidas. Yo me alejé cuando estuve embarazada. Después, la primera vez que volví, después que nació ella, casi que vomito por toda la grasa.

Lauren, 20 – Makayla, 15 meses

Estas comidas no se recomiendan en absoluto:

- Cualquier comida que tenga más de 30 por ciento de grasa.
- Toda clase de carnes fritas o "tostaditas" o burritos.
- Sándwiches "dobles" o "triples".
- Ensaladas con carnes tostaditas o salsas/aderezos corrientes para ensalada.
- Casi todas las opciones que incluyen carne o huevos contienen como 50 por ciento de grasa.

Pon atención a las hojas de nutrición de los restaurantes que ofrecen opciones "bajas en carbohidratos" o "bajas en grasa". Los platillos "bajos en carbohidratos" a menudo tienen altas grasas y calorías. Las cosas "bajas en grasa" a menudo son más altas en carbohidratos que sus hermanas corrientes y, por tanto, pueden ser de muy altas calorías.

Consejos para comer comidas rápidas

Yo comía principalmente comida basura. Después cambié y empecé a comer frutas y legumbres en vez de la basura de McDonald's y otros restaurantes de comida rápida. Comía ahora más comidas caseras.

Anteriormente, yo comía comida rápida casi todos los días, a veces una, dos, a veces tres veces al día. Yo era una adicta a las comidas rápidas.

Cuando tratas de parar una cosa, es una transacción – así que en vez de comer comida rápida, yo restaba una comida rápida y la reemplazaba con algo bueno. Ahora probablemente como comida rápida una vez al mes. Es difícil y no sé cómo lo logré. A mi mamá, a mi hermano y a mi hermana, a todos nos encanta la comida rápida.

Todo lo que yo comía Emma lo quería. Por eso yo tenía que pensar: ¿quiero que pese 300 libras cuando esté en secundaria o quiero que sea saludable?

Yo me iba por las calles de atrás para no ver tantos restaurantes de comida rápida en cada esquina. Es como corazón que no ve, corazón que no siente. Creo que la única comida rápida que yo comía era de Arby's® porque éstos son los que tienen la comida rápida más saludable y me alejaba de los otros como McDonald's®

Mi familia trata de no comer comidas rápidas. Todos han visto cómo trato yo de mantener a Emma a distancia y ellos también tratan de hacerlo.

¿Cómo juzgas las comidas rápidas? Depende del lugar. En algunos, si compras una porción pequeña, está bien si es de vez en cuando. Pero si comes comida rápida cuatro o cinco veces a la semana, eso es sobrepasarse.

*Eso es botar el dinero. Puedes ahorrar ese dinero . . .
en un año, estoy segura, me gasté por lo menos $1.000 en
comida rápida (antes del embarazo), y bien hubiera podido
gastar ese dinero en un viaje a alguna parte. Big Mac®
— cada una de estas hamburguesas tiene por lo menos
900 calorías. La película "Super Size Me" me ayudó a
cambiar.*

*Tienes que pensar en ti misma y en tu bebé. Si tu salud
no es buena, si siempre estás echada en el sofá comiendo
comida rápida, entonces van a pensar que lo que haces
está bien.*

                                  Paige, 17 – Emma, 10 meses

Los siguientes son unos consejos para añadir a las sugerencias de Paige:

- Decide lo que vas a pedir antes de llegar.

- Recoge la comida antes de recoger a los niños.

- Si es posible, ve a la ventanilla de autorrápido para evitar la tentación al ver y oler las cosas dentro del local, especialmente si tienes mucha hambre.

- Lleva la comida a casa, a casa de alguna amiga, o al parque para evitar las tentaciones.

- A no ser que quieras ser de tamaño descomunal, evita todo lo que sea "super size".

- De cuando en cuando, prueba con una golosina como una malteada o una orden pequeña de papas fritas y compártela con los miembros de la familia. Menciona que se trata de una golosina especial. A lo mejor es el cumpleaños de alguien, una visita de alguien especial, o el primer día de vacaciones.

Si decides disminuir las comidas rápidas que comes, te harás un favor a ti misma y se lo harás a tu hijo o hija. Es un gran reto – *con una gran remuneración en mejor salud para ambos.*

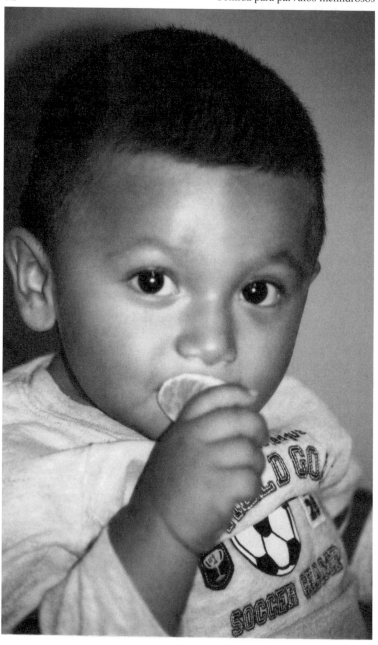

Muchas veces prefiere comer sin ayuda.

5

Comida para párvulos melindrosos

- **Cucharas, dedos... o las dos cosas**
- **Es mejor comer sin deambular o desviarse**
- **Cosas nuevas para comer**
- **Alimentos que necesita**
- **Distintas opciones o alternativas**
- **¿Es melindrosa o caprichosa?**
- **Aprender a gustar de las verduras**
- **La comida casera es la mejor**

Ambika come zanahorias y papas. Le gustan la banana y la sandía, pero las manzanas no. Come carne, pero le gusta la carne molida más que la otra. Y le gusta el pollo.

Yo trato de no cocinar con aceite. Le echo agua a las cosas en vez de aceite para que no sean muy grasosas para ella. No le echo sal ni condimentos de ninguna clase. No le gustan los frijores refritos ni el maíz, pero sí le gustan el brócoli y los ejotes. Cocino el brócoli bien blandito y a veces se lo estrujo. Le doy opciones así que no se siente presionada.

Gabrielle, 18 – Ambika, 15 meses

A veces pasa por un período en que come muchísimo.
Otros días me cuesta mucho que se siente a comer.

Melinda Jane, 16 – Moisés, 15 meses

Agustín es lo más melindroso para comer. No come ni un
pedacito de carne. Tiene la hemoglobina muy baja y tengo
que darle un suplemento de hierro.

Trinity, 17 – Agustín, 2

Cucharas, dedos . . . o las dos cosas

Cuando tu párvulo tenga un año, más o menos, va a poder
beber su leche o su jugo de un vasito o taza. Apenas empezará
a comer con una cuchara. Para el año, un niño ha aprendido a
comer ciertas comidas sólidas con los dedos—pedacitos de pan o
queso. Si tiene en el plato algo que le gusta mucho, aún tratará de
comerlo con los dedos.

Con un poquito de ayuda estará más dispuesto a probar con
una cuchara. Si pones tu mano sobre la de él cuando agarra la
cuchara, le puedes guiar la mano hacia la boca. Haz esto varias
veces. Cuando él pierda la paciencia, dale de comer tú. En este
momento todavía tienes que darle de comer casi toda la comida,
pero pronto podrá comer muchas cosas sin ayuda.

Makayla come casi todo lo que no sea muy difícil de mas-
ticar. Le encanta la pasta. Estoy tratando de que coma cosas
saludables como ensalada y zanahorias. Le rallo zanahorias
crudas. Le gusta comer sin ayuda. Yo le pico las cosas chi-
quititas, como del tamaño de un centavo o más chiquitas para
que ella misma pueda agarrar los pedacitos y tenerlos en la
mano. Le gustan los huevos revueltos.

Lauren, 20 – Makayla, 15 meses

Sírvele a tu párvulo las mismas comidas que comes tú. Pero
con algunos cambios. El niño aún necesita comidas suaves y
picaditas o majadas con un tenedor, así como cosas bajas en
grasa. Dale comidas fáciles de comer que no requieren masticar
mucho. A medida que crece y puede masticar mejor la comida, le
puedes picar las cosas en pedazos más grandes. Pronto va a poder
comer pedacitos de tamaño de un bocado.

Ciertas cosas pueden ser peligrosas para bebés y párvulos porque los pueden atorar:

- **palomitas de maíz**   • **guisantes o chícharos**
- **pedazos duros de legumbres y frutas crudas**

Ten cuidado con:

- **rebanadas de perros calientes o salchichas** – Pica las rebanadas en cuatro. (Mucha grasa. No le des perros calientes o salchichas muy a menudo.)
- **Uvas** – Partidas por mitad no presentan problema.
- **Nueces** – Piñones y semillas de amapola descascaradas están bien.
  (Ver en pág. 178 una receta para "dip" de piñón con crema agria.)

Sigue picándole la carne por un año o algo así. Cuando sea posible, parte la comida en trozos que pueda agarrar y comer con las manos. Si van a comer pan con ajo, a lo mejor prefiera comerlo en tiras. Si van a comer brócoli, cocínalo al vapor y luego hazle "arbolitos".

> *No dejes que tus hijos te controlen en lo que van a comer.*
> *Es obvio que la madre tiene las opciones básicas. Si sólo*
> *quiere comer Easy Mac®, es la culpa de la mamá. Si no le*
> *gusta algo, preséntale otra cosa – tal vez con colores vivos o*
> *textura distinta.*
>
> Monique, 18 – Ashley, 5 meses

No tienes que hacerte cocinera a la ligera. Varía las comidas que le ofreces e incluye algunas de sus favoritas. Hasta podría ayudarte él mismo a decidir qué servir, dentro de las guías para platos nutritivos. Si te ayuda a preparar la comida, probablemente esté más dispuesto a comerla.

Es posible que le interese más la comida si toda la familia se sienta junta y come con él.

Es mejor comer sin deambular o desviarse

Una de las cosas más emocionantes que suceden alrededor del año de la criatura es cuando empieza a aprender a caminar. Le gusta practicar cada vez que puede. Tarde o temprano,

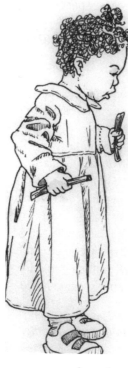

probablemente tratará de ser una comedora ambulante. Esto no es una buena idea.

Si bien es cierto que puede comer mientras se mueve de un lado a otro, también es cierto que puede poner lo que se está comiendo en cualquier parte. Va a ensuciar y manchar tus muebles. Peor aun, se lo puede comer cuando ya no está muy limpio, o hasta medio dañado.

Existe también otro peligro. Si se tambalea o se cae al tiempo que camina y come, se puede atorar con la comida. Es mucho más seguro que aprenda que tiene que sentarse y comer sólo en el lugar donde se le sirve.

Cuando termine de comer, no hay necesidad de insistir en que se quede sentada a la mesa contigo. Pero tienes que hacerle comprender que si se levanta es porque ha terminado de comer – que no vuelva a la mesa una y otra vez a buscar otros bocados.

A veces las madres (y los padres) dan de comer a su criatura frente a la televisión. A lo mejor creen que le pueden meter más en la boca si está atontada por lo visual. Esto no es recomendable porque le enseña a ni si-quiera notar que está comiendo. No va a aprender a disfrutar de la comida, y comer "inconscientemente" puede crear problemas de obesidad más adelante.

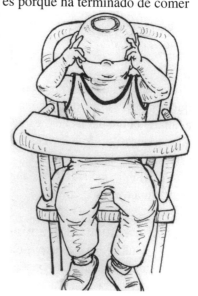

Cosas nuevas para comer

El apetito de Felicia es por momentos. Come un poquito ahora y un poquito después.

El año pasado, cuando tenía un año, no comía mucho. Yo le preparaba un plato, de tamaño normal para un párvulo, y se comía la mitad, como mucho.

Este año come sin parar y después viene a buscar más.

Para meriendas, come muchas tiras de queso y galletas, banana, uvas (yo se las partía por mitad para que no se atorara, pero ahora no hay necesidad). Le encanta el apio y nunca se atora cuando lo come. También lo come con crema de cacahuate. Empezó a comer crema de cacahuate al año.

Kristi Ann, 18 – Felicia, 21/2

A los párvulos se les debe dar sólo una cosa nueva de comer por vez. Muchos párvulos parecen aceptar bien distintas comidas con sabor y textura diferentes, pero muchos no aceptan. Algunos se quejan de cada nuevo sabor o nueva textura que se les presenta. Tú puedes probar ciertas cosas para tratar de ayudar.

No le des comidas nuevas con mucha frecuencia. Cuando lo hagas, empieza con porciones muy pequeñas y sírveselas con otras comidas que tú sabes que le gustan.

Puede ser útil que coma con la familia. Si ve que otros están comiendo esta nueva comida y hasta parece que la disfrutan, estará más dispuesto a probarla. Si aún así no la come, dile que coma una cucharadita para que sepa cómo es. Es posible que tenga que probar esta nueva comida muchas veces antes de decidir comerla.

Las porciones que le das deben ser pequeñas. Las raciones grandes pueden desanimarlo. Los párvulos tienen poco apetito y su estómago es pequeño. Sólo quieren una pequeña ración porque es todo lo que les cabe.

La porción apropiada para los párvulos es 1/4 de rebanada de pan y 2 cucharadas de arroz, papas o pasta. Sólo necesita 1/4 de taza de fruta y 1/4 de taza de legumbres. Todas las raciones van a parecer pequeñas. Puede pedir más si quiere.

Alimentos que necesita

En las páginas 99-100 se encuentra MyPiramid for Kids. Ésta es para niños de 2 años en adelante. Tu párvulo necesita más o menos los mismos alimentos, sólo que en porciones más pequeñas. Hablaremos de MyPiramid for Kids en el capítulo siguiente.

(**Nota:** Al momento de este escrito, todavía el sitio web de USDA no tiene esta página en español, sólo la de adultos. Es posible que pronto esté en español. Chequea el sitio.)

Los alimentos ricos en proteína son importantes para el crecimiento y desarrollo saludables. Las proteínas se encuentran en productos lácteos (leche, yogur y queso), aves, soya, frijoles secos y huevos. También necesita carnes rojas y cereales fortificados con hierro para obtener el hierro necesario. Las frutas y las legumbres ricas en vitamina C, como frutas cítricas, fresas, brócoli, melón cantalupo y jugos de frutas son importantes para la absorción del hierro.

A muchos niños se les hace difícil comer carne, especialmente las carnes rojas. A veces si se le sirven frutas picaditas o salsa o compota de manzana con la carne la podrá comer mejor la criatura. Por ejemplo, un poquito de salsa de manzana en una cuchara con la carne puede hacer que la carne parezca menos seca y más fácil de masticar o tragar.

El pescado es una buena fuente de proteína pero ciertos niños pequeños son alérgicos a los mariscos. Si quieres servirle mariscos a tu niña, consulta con tu proveedor de atención médica.

La criatura también necesita gran variedad de legumbres/hortalizas verdes y amarillas para obtener todas las vitaminas necesarias. Ciertos niños detestan comer verduras un poco más adelante. Los vegetales que coma ahora pueden servir para evitar tal problema.

Si es algo que no ha probado, Enriko dice: "no". Entonces yo lo pruebo y digo: "Esto es bueno...mmm... esto es delicioso". Luego se lo echa en la boca y me imita y empieza a comerlo. Enriko por lo general come al mismo tiempo que los demás, a la mesa.

Delores, 18 – Enriko, 21/2

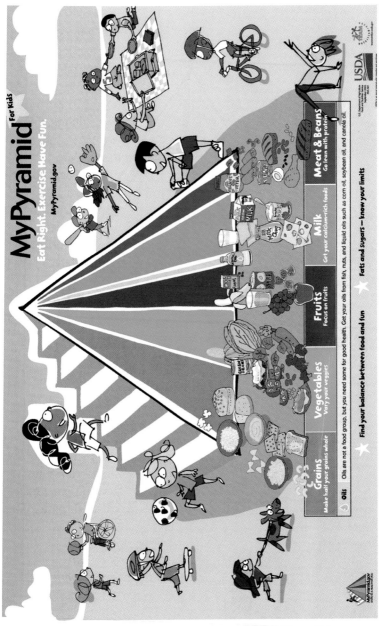

MyPyramid for Kids proporciona información específica sobre la alimentación saludable.

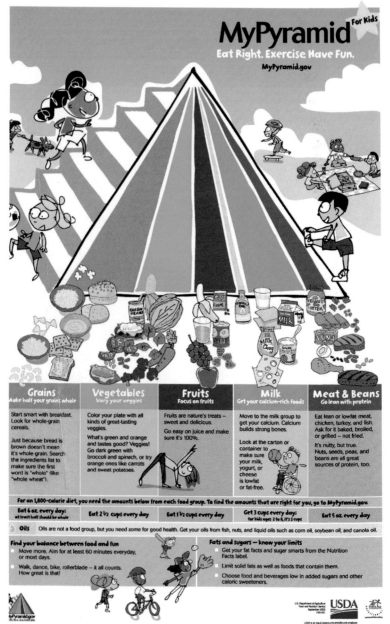

*Cada vez que quieras recordar la variedad de alimentos
que diariamente necesita tu niño, consulta MyPyramid for Kids.*

Los niños necesitan leche entera. La criatura necesita las calorías de la leche entera; por eso no es éste el momento para leche descremada o semidescremada.

Otros alimentos ricos en calcio son yogur, queso y jugos y alimentos fortificados con calcio.

A esta edad, los niños también necesitan cierta cantidad de grasas. Es importante que obtengan aceites esenciales. Al preparar los alimentos se puede usar aceite (ya sea de soya, canola, alazor u oliva). También se puede usar un "dip" de aderezo de ensalada.

La vitamina E, necesaria para un crecimiento saludable, se encuentra en muchos de los alimentos que también proporcionan ácidos grasos esenciales. Ejemplos de éstos: salmón, atún "light" en trozos y espinaca.

Tu niña probablemente coma mejor y obtenga buenos hábitos de alimentación si la televisión no está andando ni hay música a todo volumen. Así se le permite poner más atención a lo que come.

A veces mis abuelos se van al cuarto de adelante mientras Felicia y yo estamos a la mesa, pero generalmente tratamos de estar juntos para comer.

Yo he notado que Felicia come mejor cuando todos estamos presentes. Enfoca más y sabe dónde estamos. Platicamos, ellos me preguntan cómo me fue en el día y le preguntan a Felicia cómo le fue en la escuela ese día.

Kristi Ann

Distintas opciones o alternativas

A mí me parece que no debes obligar a una criatura a comer cuando ella no quiere. A veces Alyssa no quiere comer. Forzar a alguien a comer no es bueno.

Tienes que darles a probar distintas cosas. Si les das la misma cosa todos los días, o sólo comida rápida, eso no es bueno.

Alyssa no come nada nuevo si no me ve comerlo. Pero cuando lo prueba, por lo general, le gusta.

Chloe, 22 – Alyssa, 2; Denae, 1

Es frecuente que un párvulo tenga opiniones muy fuertes acerca de la comida. Quiere decidir por sí mismo qué comer y cuánto comer. Déjalo que tome algunas de esas decisiones. Siempre y cuando se le ofrezcan sólo opciones saludables, probablemente va a seleccionar bien. Probablemente, a fin de cuentas, va a tener una dieta bastante balanceada si no hay muchos postres, dulces o sodas entre lo que hay para escoger. Tal vez su menú no sea exactamente lo que tú escogerías, pero puede ser adecuado.

Si te preocupa la alimentación de tu niño, lleva un registro semanal y anota allí todo lo que consume diariamente. Luego analiza su ingesta. Para los dos años, necesita:

- **2 tazas de leche**
- **1 taza de frutas y 1 de verduras**
- **3 onzas de pan y cereal**
- **2 onzas de alimentos proteínicos**
- **poca cantidad de grasa o aceite "bueno" (¡no** *transgrasos!*)

Recuerda que las raciones para párvulos son pequeñas. Analiza lo que ha comido por medio de tu registro escrito. Tal vez comió una ración abundante de carne una noche y se negó a comer proteína la noche siguiente. ¿Comió varias frutas y hortalizas ese día? Durante la semana, ¿comió cosas de cada grupo alimenticio? De ser así, probablemente todo anda bien.

Si te parece que sus necesidades alimentarias sencillamente no se han satisfecho, pregúntale al médico o a la nutricionista en WIC sobre píldoras de vitaminas.

¿Es melindrosa o caprichosa?

Madison era muy melindrosa para comer. Yo trataba de darle buenas cosas saludables, pero ella, nada. Unas veces, mi madrastra lograba engatusarla para que comiera algo. Ahora, cuando me molesta mucho, lo que hago es alejarme y ver lo que come. No quiero estar repitiendo una y otra vez: "Madison, come, come".

Si no tiene hambre, no la voy a obligar.

Kaitlyn, 16 – Madison, 2

Los párvulos tienen la reputación de ser melindrosos o caprichosos para comer. Este comportamiento puede deberse a varias razones:

Come mucha comida chatarra o basura. El estómago de una niña es muy pequeño para comer alimentos nutritivos además de la chatarra. Si come caramelos, galletas u otra comida chatarra, no va a tener apetito para las comidas que necesita.

Si es melindrosa o caprichosa para comer, no le des dulces en absoluto. Para su merienda, dale cosas como zanahorias, galletas graham, manzanas, leche o duraznos.

No se le deben dar palitos de zanahoria cruda sino hasta pasados los tres años por el peligro de atorarse. Sí puede comer palitos de zanahoria cocidos para que estén un poquito suaves. Si le rallas o guayas las zanahorias, ella puede agarrar un puñado y comérselo sin riesgo.

Recuerda que las legumbres y verduras frescas tienen por lo menos tanto, y a veces más, valor nutritivo que las que se cocinan. Si le gusta comer guisantes congelados pero no cocidos, está bien.

Se está haciendo muy independiente. Una madre (o un padre) que quiera estar completamente a cargo de la ingesta de un párvulo casi siempre lleva las de perder. Pon alimentos nutritivos frente a tu niña, en porciones pequeñas. Asegúrate de que te ve comerlos con gusto. Si no quiere comer algo, sugiérele que

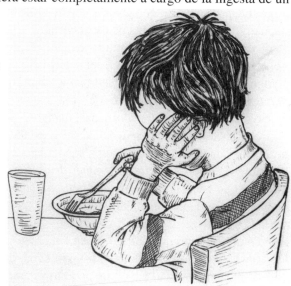

pruebe un bocadito, pero no la sobornes ni la obligues. Si no le
gusta, no te preocupes. La próxima vez que sirvas tal cosa, ínstala
a que la pruebe. Tras varios intentos, a lo mejor decide que sí
le gusta.

> *A Salvador le gustan las manzanas y la crema de caca-*
> *huate—unta la manzana en cacahuate. Empezó a comer*
> *crema de cacahuate en casa de mi mamá. A ella le encan-*
> *tan los sándwiches de crema de cacahuate y jalea. Cuando*
> *a él se le pegó la crema de cacahuate en la boca, ella*
> *sugirió las rebanadas de manzana.*
> Katrina, 18 – 7 meses de embarazo; Salvador, 19 meses

¿Le gusta a tu niña la mantequilla de maní? Si cubres una rebanada de pan, delgada, con la mantequilla de maní y se la sirves
con un vaso de leche como merienda de la mañana, va a tener una
de las tres porciones de granos, una de sus tres onzas de proteína y una de sus dos tazas (o equivalente) de alimentos lácteos.
Añádele zanahorias ralladas o guayadas y ahí mismo tienes un
almuerzo saludable — ¡hasta se puede olvidar de sus melindres!

Nota: Unos niños son alérgicos al cacahuate o maní. Si tu niña
o niño se encuentra en ese grupo, o si el problema se encuentra en
la familia, por supuesto que tendrás mucho cuidado para servirle
mantequilla de maní o crema de cacahuate.

El yogur es un sabroso sustituto de la leche. Muchos niños
prefieren yogur con frutas en vez del natural. Si tú le echas frutas
al yogur natural, va a estar más sabroso y, además, evitas todo el
azúcar que contienen los yogures de frutas comerciales. Fresas
frescas, arándanos, duraznos, bananas, mangos, uvas (partidas
por mitad), salsa o compota de manzana – casi todas las frutas
mezcladas con yogur – o requesón – son deliciosas.

Nota: Si usas frutas enlatadas, antes de usarlas, descarta el
jarabe en que viene la fruta. Cuando compres frutas enlatadas,
escoge las que vienen sin endulzar. La fruta de por sí es dulce.

Lo ingenioso es pensar en los alimentos que le gustan, luego
crear combinaciones que quiera comer. Está bien si durante varios
días come sólo queso y galletas de trigo integral, duraznos, guisantes o chícharos y, a lo mejor, un poquito de atún o pollo.

Tú sabes que a los párvulos les gusta la rutina. Por ejemplo, la niña probablemente tiene una rutina para la hora de acostarse. A lo mejor tampoco le gustan cambios frecuentes en la comida.

Para un párvulo melindroso o caprichoso puede ser un insulto que le den una comida compuesta sólo de cosas "raras". Incluye siempre cosas que le gustan. Sencillamente, ponle un poquito de lo nuevo en el plato sin mucho aspaviento. Y recuerda que las porciones para un parvulillo no son iguales a las que tú consideras que son porciones buenas para ti.

Aprender a gustar de las verduras

A muchos niños les gusan las verduras /legumbres/hortalizas, pero a otros no. Es igual para los adultos. Si tú no comes muchas verduras, ni te gustan mucho, debes saber que esto no es una característica genética que necesariamente pasa a tu niño o niña.

¡La falta de gusto por las hortalizas se puede cambiar!

Yo soy melindrosa para comer y me sorprende que Kendall no lo es. Yo no como vegetales en absoluto. Cuando ella come brócoli, yo no lo como.

Mi familia me dijo que me abriera la mente. Me dijeron que "sólo porque a ti no te gustan las verduras, eso no quiere decir que a Kendall no le van a gustar. Prepáralas y ella las puede probar".

Por ejemplo, el brócoli al vapor. Yo no lo como pero se lo preparo a ella. Me di cuenta una vez en un restaurante chino cuando mi primito comía brócoli y Kendall quería probarlo.

"¿Qué es eso?" preguntó y lo agarró. Lo probó y le gustó. Eso fue como a los 21/2 años.

Ukari, 18 – Kendall, 3

Kendall decidió comer brócoli a pesar de las expectativas negativas de su mamá. Sin embargo, tu niño probablemente coma más verduras si tú las comes con él. Si a ti, como a Ukari, no te gustan, le puedes decir a tu niño que vas a experimentar junto con él.

Después, anda y sirve varias clases de verduras para que tanto tú como él sigan aquello de por-lo-menos-pruébalo unas diez veces. Tú y tu niño, a fin de cuentas, podrían obtener esos nutrientes valiosos presentes en los productos vegetales.

En primer lugar, no empieces pensando que no va a comer brócoli, o habichuelas verdes, o guisantes o chícharos o . . . Primero cocina la verdura al vapor. Como se mencionó en el capítulo 3, echa las verduras en el vaporario, agrega como 1/2" de agua a la olla y tápala. Las legumbres se van a cocinar con el vapor.

Las verduras al vapor retienen más nutrientes que cuando se hierven. Las vitaminas y los minerales de gran valor tienen menos oportunidad de perderse en el agua del cocimiento. A casi todos nos parece también que las verduras al vapor son más sabrosas.

Prueba a cocinar distinta cantidad de tiempo. Tal vez a tu niño le guste el brócoli bien cocinado y suave. O tal vez le guste apenas cocido, aún crujiente, de color verde vivo. Muchas veces el estilo en que sirves la comida tiene que ver en su aceptación. La coliflor majada se parece mucho a la papa majada. Las batatas, camotes o papas dulces al horno tal vez le interesen más que la calabaza.

Para que las comidas sean divertidas, haz cosas especiales de vez en cuando. Haz una cara en el plato con tomatitos, pimentones y zanahorias. Cocina panqueques de formas raras, tal vez sus iniciales. A lo mejor le gusta untar "pretzels" y rebanadas de fruta en yogur. Hasta poner la mesa con individuales vistosos y platos baratos con un tema infantil lo pueden intrigar.

La comida casera es la mejor

Zoltan come lo que como yo. Para el desayuno a veces preparo huevos y pan tostado. Le compré cereal para bebés y lo come mucho. Le gustan "grits" y crema de trigo. Le gusta el yogur con sabor a fruta y le encantan los panqueques.

Le gustan los vegetales –chícharos, brócoli, coliflor, coles de Bruselas. Todavía no le doy maíz.

Catava, 19 – Zoltan, 17 meses; Bikita, 5 meses

Cocinar la comida tú misma por lo general da como resultado platos más nutritivos que si usas alimentos de conveniencia. La sopa de lata, por ejemplo, tiene un altísimo contenido de sal. Los alimentos procesados contienen muchos preservantes, colorantes y sabores artificiales. Servirlos de cuando en cuando está bien. Pero servir con frecuencia una comida parcialmente preparada, no es bueno para nadie. Ni tampoco, por supuesto, lo son las comidas rápidas.

Aunque las comidas sean especialmente para párvulos, a lo mejor no son nutritivas. ¡Lee las etiquetas!

¿Sabías que los perros calientes o salchichas no son muy buenos para los párvulos? Aunque se les quite la piel, o se partan en tajaditas, se puede atorar con eso. En cuanto al valor alimentario, los perros calientes o salchichas tienen un alto contenido de grasa.

Si tu párvulo no quiere comer uno de los alimentos que necesita, ¿qué otra cosa puede tener el mismo valor nutritivo? Si no toma mucha leche, echa leche en pudines y sopas. Si le gusta el queso, éste le puede proporcionar muchos de los mismos nutrientes de la leche. Igualmente, el requesón y el yogur. El queso también puede reemplazar la carne a veces.

Para los dos años, tu párvulo va a necesitar muchos de los mismos alimentos que necesitan los preescolares. Lee el siguiente capítulo para más sugerencias.

Aprender a comer una amplia variedad de comidas nutritivas cuando aún es párvulo va a beneficiar a tu niño o niña toda la vida.

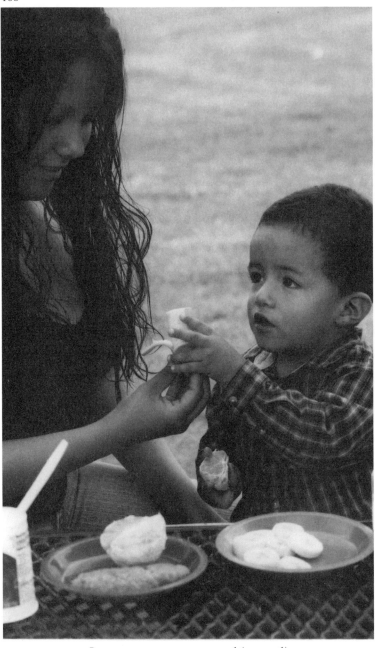

Le gusta comer con mamá (o papá).

6

Es preescolar –
tú eres su modelo

- Le gusta comer con su familia
- ¿Eres tú un buen ejemplo?
- ¿Y qué es saludable para un preescolar?
- Los alimentos lácteos son más que leche
- La proteína construye cuerpos
- Las hortalizas, legumbres o verduras pueden ser apetitosas
- Las hortalizas, verduras o legumbres son buenas
- Las frutas son fáciles
- Granos integrales para fibra, vitaminas B
- El desayuno es importante
- Ideas para menús sencillos

A mí no me gustan los camarones pero a Kendall sí. Los cocino porque a ella y a mi esposo les gustan. Yo hago ver que los como porque si Kendall no me ve comerlos, va a creer que son repugnantes. Darle de comer a ella lo que no me gusta a mí es duro.

Trato de comer frente a ella pero hay cosas que no me gustan para nada. Si ella está comiendo algo que a mí no me gusta, yo me sirvo algo distinto. Si ellos comen arroz con camarones, yo como arroz con frijoles.

A Kendall también le gusta el atún y a mí no. Le gusta el atún con galletas y en tostadas.

Ukari, 19 – Kendall, 3

Le gusta comer con su familia

Para esta edad, comer juntos funciona porque en estos momentos los preescolares probablemente comen muchas de las cosas que come el resto de la familia. Ahora necesita mucha menos ayuda que anteriormente. Ya es diestro en el manejo del tenedor, la cuchara y el vaso.

A veces aún necesita algo de ayuda, para picar la carne en pedacitos, por ejemplo. Pero ahora come independientemente y raras veces derrama la leche o hace un gran reguero, a diferencia del típico niño de dos años.

A tu preescolar le va a gustar comer contigo y el resto de la familia. Sentarse todos juntos a comer, sin música a todo volumen y con la TV apagada, es muy buena manera de platicar. Cuando oye a mamá, papá y otros miembros de la familia conversar de lo que les ha sucedido en el día, se va a sentir parte de la unidad familiar. Él también a lo mejor comparte su día.

Nosotros comemos todos juntos – mi mamá, mi papá, mis dos hermanos y yo y los chiquillos. Todos nos sentimos mejor al sentarnos a comer al mismo tiempo.
Dakarai, 20 – Gazali, 3; Julisha, 1 1/2

Cuando le haces una pregunta a tu niño –y esperas su respuesta—él se va a sentir realmente parte del grupo. Puede ser que esté dispuesto a sentarse a la mesa un ratito más porque disfruta de estar contigo.

Nosotras no abogamos por que un niño menor de 5 años se quede sentado a la mesa hasta que los demás terminen la comida. Sentarse allí es difícil para un niño activo.

Asegúrale que cuando termine puede irse a jugar. Con esta política, es probable que coopere cuando está sentado a la mesa.

Cuando come con su familia, un preescolar, igual que un párvulo, va a notar las distintas cosas que se sirven. Por supuesto que casi todos los niños no van a imitar todos estos buenos hábitos de alimentación. Pero estarán más dispuestos a probar algo de comer si a mamá o a papá le gusta.

A mí me gustan los mariscos y la pasta. No me gustan los chícharos, el brócoli ni la coliflor, pero a Zaila sí. Cuando regresa de la escuela me dice: "mami, quiero chícharos".

Yo detesto los huevos revueltos, pero a ella le encantan, así que yo los preparo para ella.

Jasmine, 19 – Zaila, 3; Cody, 7 meses

En ciertas familias existe la regla de pedir que cada quien pruebe un bocadito de cada cosa, ¡una regla que también deben acatar los padres! A lo mejor es sólo un chícharo. Esta regla se debe extender para que cada quien pruebe cada cosa diez veces, lo que puede significar que tu melindrosa criatura va a aprender a disfrutar de una amplia variedad de comidas.

¿Eres tú un buen ejemplo?

En ciertas familias, pedir que un niño coma lo que comen sus padres no es recomendable. ¿Comes papas fritas y otras comidas de alto contenido graso? ¿Eres "golosa" y disfrutas galletas, caramelos, cereales azucarados y otras cosas que contienen mucho azúcar?

Las comidas con alto contenido de grasa y azúcar van a hacer que aumente mucho de peso, como todos nosotros. Si tu niña come estas comidas, se va a sentir llena muy pronto. Posible-mente va a estar menos dispuesta a comer frutas, legumbres o verduras y los granos integrales que necesita.

Otro problema con las cosas dulces es que afecta la dentadura, dientes y muelas. Esos dientes que adoran el dulce con frecuencia se convierten en dientes con caries o picaduras dolorosas. Es muy costoso calzar o empastar las caries. En ciertas familias, las caries no se calzan sencillamente porque no hay dinero ni seguro para atención dental.

Dice que le duelen los dientes. Ella nunca ha ido al dentista, pero dice que le duele. Le gusta la soda, proba-blemente toma una al día.

Le gustan los caramelos. A veces sus abuelos le dan más caramelos. Yo trato de hablar con ellos [sobre eso] pero no me hacen caso.

Emmy, 21 – Zalena, 3 1/2

Emmy tiene que llevar a Zalena al dentista. El dolor que siente en la dentadura sin la menor duda indica que Zalena tiene caries dentales. Tienen que empastarlas o calzarlas inmediatamente, ya sean dientes de leche o permanentes.

La soda es malísima para los dientes y los caramelos, con toda seguridad, no le ayudan. ¿Tienes tú ese problema alguna vez? No quieres que tu niña coma caramelos ni otras cosas poco saludables, pero abuelita insiste en que "un poquito no le va a hacer daño".

Recuerda que los abuelos de tu niña la quieren con locura. Quieren que esté saludable ahora y en el futuro. Tal vez tú y papá con todo tacto pueden ayudar a los abuelos a entender la importancia que tiene para tu niña comer comidas saludables. Ellos pueden demostrar su amor de muchas maneras sin tener que recurrir a los caramelos.

La verdad es que tu diálogo podría tener mayor efecto si tú misma decidieras olvidarte de los dulces.

¿Y qué es saludable para un preescolar?

Consulta MyPyramid for Kids, del U.S. Department of Agriculture, en las págs. 99-100. MyPyramid for Kids contiene un

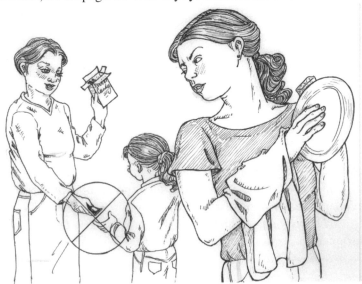

arco iris de tiras verticales de colores que representan los cinco grupos de alimentos más grasas y aceites. Usa este sitio en la red: **<mypyramid.gov/kids>** para obtener excelente información adicional sobre nutrición. Este sitio tiene hasta un juego, páginas para colorear y un afiche que puedes descargar.

Fíjate en los escalones que va subiendo una niña, lo que significa la necesidad de ejercicio todos los días. MyPyramid es una guía excelente para planear las comidas que le vas a dar a tu preescolar y para recordarte lo importante que es el ejercicio.

¿Qué cuenta como una porción? Las porciones recomendadas para niños chiquitos son bastante pequeñas. ¡Nada de McDonald's® Quarter-Pounders® para ellos!

Es posible que te des cuenta de que no es difícil proporcionar todos los alimentos básicos si cuentas tres comidas y por lo menos dos meriendas diariamente. Tendrás que buscar los alimentos de cada grupo que apetecen a tu niño o niña.

Esto quiere decir que si parece como que no le gusta algo, tú debes experimentar con diferentes maneras de preparar tal cosa. También debes investigar otros alimentos del mismo grupo que sí le gustan.

Los alimentos lácteos son más que leche

Para empezar, tu preescolar necesita dos porciones diarias de alimentos lácteos. ¿Le gusta la leche? Con sólo dos tazas de leche se llena ese requisito. O si no, en vez de una taza de leche, dale 11/2 onzas de queso natural (como cheddar) o dos onzas de queso procesado (como tipo americano). ¿Le gusta el queso de tira? ¡Magnífico! Ése es otro alimento lácteo.

¿Le gusta la leche con chocolate más que la natural? Está bien, siempre y cuando no coma caramelos y galletas, por las muchas calorías. Y ya que mencionamos calorías, para los 3 años, está bien darle leche de 2% ó 1%. La criatura necesitaba leche entera cuando cambió de leche materna o fórmula a vasos de leche.

Si cambias gradualmente de leche entera a leche de 2% y luego de 1%, tanto tú como ella se darán cuenta de que la "nueva" clase de leche es tan sabrosa como la otra. Aun más importante es que se rebaja el contenido de grasa en la dieta de las dos.

La proteína construye cuerpos

A Zalena le gustan las verduras y las frutas. Come
zanahorias, brócoli. Lo único que no le gusta es la carne.
No come ni un pedacito.
Sí come queso. Bebe leche en la mañana y después en
la noche con galletas.

Emmy

A ciertos niños no les gusta comer carne. No te preocupes.
Ofrécesela, pero recuerda que el grupo de carne/proteína también
incluye huevos, mantequilla de maní/crema de cacahuate, tofu/
quesito de soya, frijoles secos y leguminosas. Los niños de cuatro
años necesitan diariamente tres o cuatro onzas de alimentos ricos
en proteína.

Si a tu niño o niña le gusta la carne, una porción significa sólo
dos o tres onzas de carne magra, aves o pescado, una porción del
tamaño de una cajita de barajas o naipes aproximadamente.

Tu preescolar probablemente prefiera carnes fáciles de
masticar. Las carnes suaves cortadas al hilo tal vez le apetezcan.
Es posible que aun prefiera que tú le partas el pollo en pedacitos.
Mezclar carne en salsas para macarrones o fideos es una buena
opción. O si no, haz la sopa con carne.

Si no le gusta la carne, sírvele otros alimentos con alto contenido proteínico. Pero ofrécele de todos modos raciones pequeñas de las distintas carnes que comes tú. El día menos pensado a
lo mejor decide que vale la pena comer carne, después de todo.

La sopa con frijoles/habichuelas/porotos secos añade proteína.
Si no le gusta la textura de los frijoles, hazlos puré en la licuadora
una vez estén cocidos. Después añade otros ingredientes
a la sopa.

Si toma una taza de sopa de lentejas, tendrá el equivalente de
dos onzas de carne. Una hamburguesa de soya o frijol sin el pan
le da como una onza. Igualmente, 1/4 de taza de frijoles cocidos,
un huevo, una cucharada de mantequilla de maní/crema de cacahuate o un puñadito de nueces o semillas/pepitas.

Nota: Si no le gusta la carne, debes saber que en el grupo de
los productos lácteos hay unos que son ricos en proteína, como

los del grupo de la carne.

Si no le gusta la carne roja, tal vez no obtiene suficiente hierro en su dieta, aunque los huevos, el pollo, los granos integrales y las hortalizas de hoja verde oscuro también contienen hierro. ¿Toma vitaminas? Lee la etiqueta para saber el contenido de hierro. Sus vitaminas probablemente contienen por lo menos algo del hierro que necesita.

Las hortalizas, legumbres o verduras pueden ser apetitosas

A mí me parece que los chiquillos quieren comer verduras, claro que sí. Me parece que no siempre se les da la oportunidad de comerlas. No tienen que estar cocinadas. Casi todos los días tengo un plato en la refrigeradora donde pongo verduras crudas y lo saco todos los días como a las 11 a.m. y lo dejo allí varias horas con aderezo "ranch". Y todo el que pasa por ahí agarra algo.

A mí me parece que las madres no intentan [dar] verduras lo suficiente.

Hannah, 23 – Mackenzie, 41/2

Aunque a muchos niños les gustan las verduras y las comen sin problema, el grupo vegetal es probablemente el que más rechazan. Hacer que coma tres pequeñas porciones diariamente, un total de 11/2 tazas, puede ser un reto.

A muchos nicños no les gusta la textura de ciertas hortalizas. Puedes servirlas de distintas maneras. Un niño que pone peros a la textura de zanahorias cocidas tal vez acepte delgados palitos de zanahoria cruda. Los brotes de frijol, tanto crudos como cocidos, muchas veces son del agrado de los pequeños.

Los pedazos de apio rellenos con crema de cacahuate le dan proteína y una legumbre al mismo tiempo. Si ella misma le pone el maní al apio, puede que le guste aún más. (Para los párvulos, el apio se debe cocinar al vapor unos minutos para evitar el riesgo de que se atoren.)

Con frecuencia es difícil encontrar la manera de que le guste algo, pero vale la pena hacer el esfuerzo. Los niños aprenden a

comer sus "vegetales". Las vitaminas y los minerales son sumamente importantes para su salud.

> **Nota:** Si insistes en que se coma toda su ración de brócoli
> si te dice que no le gusta, lo más posible es que te salga el tiro
> por la culata. Se resistirá aún más la próxima vez.

Como a los 4 ó 5 años a tu niño tal vez le guste una ensaladita.
Dale lechuga con un poquito de aderezo.

Quizás después quiera una ensalada de hojitas de lechuga sin
partir y un poquito de aderezo que ella misma puede echarle.

O es posible que prefiera la ensalada sin aderezo de ninguna
clase.

Recuerda que esas preferencias pueden cambiar diariamente.

Las hortalizas, verduras o legumbres son buenas

Naturalmente que no tienes que cocinar todos los vegetales
si tu niño los prefiere crudos. A casi todos los niños les gustan
palitos de zanahoria delgaditos y tal vez de allí pasen a flósculos/
grumos de brócoli o de coliflor, rábanos, zucchini o calabacitas,
jícama y otros.

Vanesa está convencida de que comer debe ser divertido – en
el contexto de ofrecer alimentos nutritivos.

> *Si picas las cosas en forma de caricaturas de tiras*
> *cómicas...como pepinos. Yo hice la forma de pez en re-*
> *banadas de pepino. Después Andrea las metió en un "dip"*
> *de aderezo de ensalada sin calorías, que yo había pintado*
> *de azul.*
>
> *Yo le dije que los peces estaban nadando y ella se*
> *divirtió de lo lindo comiendo pepinos.*
>
> Vanesa, 19 – Andrea, 4; Josefina, 8 meses

A lo mejor le gusta comerse un tazón de guisantes/
chícharos congelados en vez de cocidos, como el resto de la
familia. Eso también está bien.

> *Cuando Mackenzie dice: "no me gusta", yo le digo: "tú*
> *nunca lo has comido".*

"Bueno, yo lo comí en casa de papi".

"Eso no cuenta. Eso no fue aquí". Poquito a poco está aprendiendo que eso no funciona. Insistimos en que lo pruebe, como un solo chícharo.

Ahora le encantan los chícharos. Si los saco del congelador, me dice: "¿me puedo comer un tazón [de chícharos] congelados?

Hasta mi novio dijo: "¡no se los puede comer congelados!"

A mí me parece que muchas madres [y padres] se hacen la idea de que a sus hijos no les van a gustar los vegetales. No siempre hay que cocinarlos.

Las madres [y los padres] tienen que saber qué batallas librar. ¿Tenemos que pelear por si se come los vegetales cocidos o crudos?

Hannah

Si es melindroso o caprichoso para comer hortalizas, que pruebe a comerlos con un poquito de aderezo de ensalada "ranch" como "dip". Dáselas cocidas, apenas cocidas o crudas, del modo que lo prefiera. O si no, prepárale un recipiente pequeño de aderezo de ensalada a base de aceite de canola u oliva. Los aceites esenciales en el aderezo lo hacen una opción saludable para el niño.

A veces Neena come verduras sólo dos o tres días en una semana.

Para esta noche tengo verduras al vapor y ella puede comer pedacitos con aderezo 'ranch'. A ella le gusta eso.

Fidelia, 19 – Neena, 3

Agregar zanahorias ralladas o pimentones finamente picados a la hamburguesa, salsa para espagueti, carne para taco o salsa para "dip" es otra manera de añadir hortalizas a tus comidas.

Que te ayude a preparar los vegetales. Probablemente es aún peligroso que use el cuchillo, pero puede lavar los vegetales. Va a necesitar una escalerita firme. Tú debes limitar la cantidad de agua en la tina del fregador o fregadero. (Éste no es el momento para inundar la cocina.)

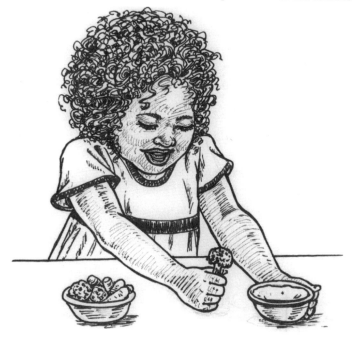

Las frutas son fáciles

Kendall prueba lo que sea, pero le encantan las frutas.
Por ella, comería sólo frutas y ninguna otra comida.

Ukari

Comer dos o tres porciones de fruta todos los días es fácil para casi todos los niños (siempre y cuando les estén disponibles). Una porción es una manzana, un durazno, una naranja o china, ó 1/2 taza de bayas o frutillas.

A lo mejor le gustan los jugos de frutas. Pon atención para que el "jugo" de fruta que le des sea 100% jugo natural. Las bebidas de frutas no son un buen sustituto. Contienen demasiada azúcar y muy poco jugo. Hasta con 100 % de jugo, 3/4 de taza al día es suficiente. Las frutas enteras son mejores para la niña. Cuando tenga sed, dale ánimo para que beba agua.

Hay muchas frutas magníficas muy sabrosas que son buenas para ella. Bananas, manzanas sin semillas y en rebanadas finitas, gajos de naranja o china, bolitas o trozos de melón, duraznos o melocotones, nectarinas y albaricoques o chabacanos, por ejemplo. También le puedes dar fruta de lata pero bien lavada. Como ya se ha dicho, recomendamos que compres las latas de fruta sin endulzar.

Neena a lo mejor se come un mango o una banana, o los dos cosas, en la mañana, o si no, yo le hago un batido con fresas y banana.

Fidelia

Darle una fruta para el desayuno, tal vez en rebanadas, en su avena o cereal frío, es una buena sorpresa. Otra fruta para el almuerzo... y ya ha comido las dos frutas que se recomiendan para un día.

Las frutas también son un excelente —y delicioso— postre.

Granos integrales para fibra, vitaminas B

A tu niño probablemente le gustan los productos del grupo de granos – pan, cereal, arroz, pasta, tortillas, pita, etc. Para los 4 años, necesita diariamente cuatro o cinco porciones de este grupo, según MyPyramid for Kids. Una onza quiere decir una rebanada de pan, 1/2 taza de cereal cocido, arroz o pasta, o una taza de cereal frío.

Es importante optar por cereales, panes, pasta y tortillas integrales y asimismo, comer arroz integral en vez de arroz blanco. Esto le proporciona a tu niño fibra, minerales (magnesio, hierro y zinc) y las importantes vitaminas del complejo B.

A mí me gusta la pasta y a Mackenzie le encanta. Yo preparo ensalada de pasta con vegetales, aceitunas negras y trozos de queso. Siempre es pasta integral. Hasta nuestros macarrones con queso son macarrones integrales. Algunas tiendas tienen una sección con productos orgánicos y allí es donde puedes conseguir la mezcla de macarrones integrales y queso.

Hannah

Tu niño empieza bien el día cuando le das un desayuno que incluye alimentos integrales. Se da por sentado que probablemente no tienes mucho tiempo para preparar desayuno para ti y tu niño. Pero ¿sabes que la avena "instantánea" se cocina en el microondas en menos de dos minutos?

Prueba a echarle pasitas o arándanos secos antes de cocinarla. O si no, rebana duraznos o melocones, fresas, mango, en realidad, casi cualquier fruta fresca que le guste a tu niño. Es posible que quiera dos frutas en su avena. En ese caso, ya ha comido sus dos porciones de fruta con una ración de grano.

Si optas por panes integrales, galletas y tortillas, cuatro porciones más de grano integral para las comidas de tu niño no van a ser problema. Tal vez un sándwich para el almuerzo (dos rebanadas de pan), galletas integrales para merienda, tal vez arroz integral para la cena – y dicho y hecho, se ha comido las cinco porciones diarias de grano.

El desayuno es importante

Muchos estudios indican claramente que a los niños que no comen desayuno no les va muy bien en la escuela. Sencillamente, les falta en la mañana la energía que da un buen desayuno. También es probable que se comporten mejor si comen un buen desayuno.

A lo mejor tienes muy poco tiempo para cocinar el desayuno. Pero, por favor, no omitas esa comida tan importante. Si tu niña no come desayuno, ¿será porque no le ofreciste algo cuyo sabor le guste a ella? También es importante que los platillos del desayuno sean nutritivos y fáciles de comer.

Trata de planear unos 15 minutos extra para sentarte con tu niño o niña a comer el desayuno al mismo tiempo. La verdad es que muchos niños tienen más hambre en la mañana, menos hambre para el almuerzo y pueden tener muy poco apetito en la tarde. Seguir este patrón puede convertirse en un hábito saludable.

Como alguien ha dicho: "¡Idealmente, todos comeríamos como rey para el desayuno, como príncipe para el almuerzo y como pordiosero para la cena!

Uno de los problemas principales que tengo es que para el desayuno no hay muchas cosas nutritivas. Los

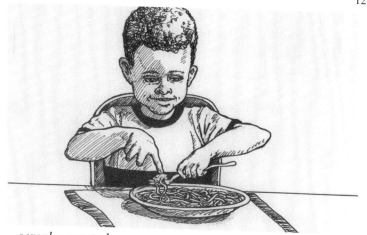

*cereales son todas esas cosas azucaradas y con malvas.
Uno se imaginaría que habría más opciones de alta
nutrición para el desayuno.*

*Ahora hasta hay Cheerios® con yogur y azúcar. O si
no, ponen algo extra en la avena. Nosotros compramos la
avena común y corriente y le echamos la fruta.*

Vanesa

Tú no tienes que sentirte limitada por comidas tradicionales
para desayuno. Un delicioso desayuno nutritivo puede ser
cereal y fruta o huevos y pan integral tostado. Pero piensa en
otras cosas que no se consideran típicas para el desayuno. ¿Le
gustaría un sándwich de queso? Mete queso entre dos rebanadas
de pan integral. Calienta unos 25 segundos en el microondas. A lo
mejor lo devora contentísima.

Sobrantes de comidas nutritivas pueden ser buenos para
el desayuno. Arroz, frijoles/habichuelas y tortillas, por ejemplo.
O una pequeña ración de un guiso con atún, o pasta integral con
salsa. Y, por supuesto, ahí hay siempre pan tostado con mantequilla de maní/crema de cacahuate. De vez en cuando, hasta una
tajada de pizza sobrante podría ser un buen desayuno.

Si le gusta el cereal seco, selecciona con cuidado la clase
que compras. Muchos cereales secos no contienen grano integral y sí tienen demasiada azúcar. Probablemente tú le diste
Cheerios® a tu bebé como a los seis meses. Era cuando estaba

aprendiendo a agarrar cosas y metérselas en la boca.

Ésa fue una buena selección si los Cheerios® no eran azucarados. Muchos de los cereales que anuncian para niños tienen demasiado azúcar. Lee las etiquetas con mucha atención.

Es bueno leer las etiquetas. Las calorías no son necesariamente malas para los niños porque todavía están creciendo, pero los pequeños no necesitan las porciones que necesitamos nosotros [los adultos].

Veda, 18 – Mesha, 3

Fíjate en la diferencia entre las etiquetas de Apple Jacks® y de avena, a continuación. La avena no contiene azúcar, pero Apple Jacks®, como muchos de los cereales que anuncian para niños, tiene mucha – 16 gramos ó 17/9 cucharadas de azúcar. ¡Esto equivale a 80 calorías, 61 por ciento del total!

Si más del 25 por ciento de las calorías que contiene un cereal son de azúcar, ese alimento tiene que considerarse como postre, no un grano integral.

Muchas marcas de cereal que comen muchos niños tienen más de la mitad en azúcar. Tu preescolar no necesita eso. Si prefieres servirle cereal frío, busca los que son a base de grano integral y contienen muy poca azúcar. Es posible que tengas que probar varios para encontrar el que le gusta.

La avena cocida y el cereal de trigo caliente por lo general son más saludables para un niño – y más económicos.

Datos nutricionales

Tamaño de ración: 1 taza (33 g/1.2 oz.)
Raciones por envase: aprox. 13

Cantidad por porción	Cereal	Cereal con 1/2 taza leche descremada con vitaminas A y D
Calorías	130	170
Calorías de grasa	5	5
	% valor	**diario***
Grasa total 0.5g	**1%**	**1%**
Grasa saturada 0g	**0%**	**0%**
Ácidos transgrasos 0g	**0%**	0%
Colesterol 0mg	**0%**	**0%**
Sodio 150mg	**6%**	**9%**
Potasio 35mg	**1%**	**7%**
Carbohidrato total 30g	10%	**12%**
Fibra dietética 1g	**4%**	4%
Azúcares 16g		
Otro carbohidrato 13g		
Proteína 1 g		

Etiqueta de Apple Jacks®

Datos nutricionales

Tamaño de ración: 1/2 taza (33 g /1.2 oz.)
Raciones por envase: aprox. 13

Cantidad por ración	Cereal
Calorías	150
Calorías de grasa	25
	% valor diario
Grasa total 2.5g	**4%**
Grasa saturada 0.5g	**3%**
Grasa poliunsaturada 1g	
Grasa monoinsaturada 1g	
Colesterol 0mg	**0%**
Sodio 0mg	**0%**
Carbohidrato total 27g	**9%**
Fibra dietética 4g	**16%**
Fibra solube 1 g	
Fibra insoluble 2 g	
Azúcares 0g	
Proteína 5g	

Etiqueta de avena

Ideas para menús sencillos

El cereal integral, caliente o frío, con fruta es una magnífica comida para el desayuno. Para su merienda de media mañana, dale una rebanada de pan apenas tostado con su jalea o compota favorita o mantequilla de maní/crema de cacahuate con un vaso de leche.

Para el almuerzo le puedes dar un sándwich. Si éste contiene queso o pollo, y lo acompaña con palitos de zanahoria y un vaso de leche, esta comida lo encamina a los nutrientes del día.

¿Tiene hambre a media tarde? Dale galletas de trigo integral y tajadas de manzana. Para la cena, puedes servirle arroz integral, una pequeña ración de pescado, un vegetal como habichuelas verdes y, tal vez, una ensaladita.

Eso es todo. Sus dos tazas de leche (o equivalente), tres porciones de fruta y tres de vegetales, bastante proteína y cinco porciones de grano integral.

Hay muchísimas maneras de darle los alimentos básicos a tu niño. Estas sugerencias se te dan sólo para darte una idea de cómo descubrir lo que le gusta a tu niño de cada grupo de alimentos esenciales. Después tienes el reto de crearle un plan de comidas diarias que incluya los tres grupos.

¡Llevas las de triunfar! *Le estás dando a tu preescolar lo mejor para empezar.*

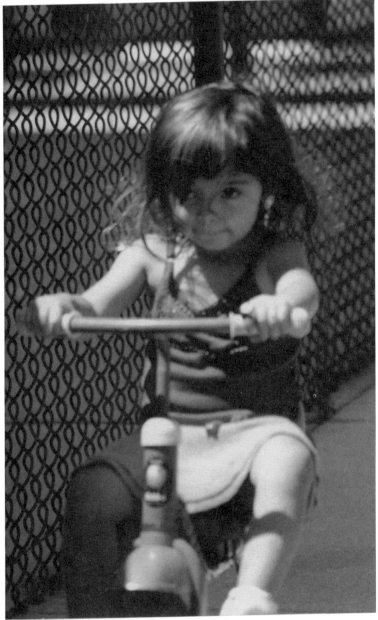

Como hace bastante ejercicio
probablemente no va a aumentar mucho de peso.

7

Tu criatura a prueba de gordura

- **Efectos de malas selecciones**
- **Peligro de diabetes**
- **Los niños necesitan estar activos**
- **La jungla de la grasa y el azúcar**
- **La comida chatarra a la basura**
- **¿Son malos todos los carbohidratos?**
- **El mostruo del azúcar**
- **El azúcar equivale a calorías**
- **Las bebidas pueden ser problema**
- **Cuando se come fuera de casa**

Sí, a mí me preocupa que Ambika se ponga gorda. Me preocupa que más adelante se encuentre con todas esas comidas rápidas y todas esas comidas grasosas en la calle, y las vaya a querer.

Aquí yo cocino y le hago saber que siempre hay comida aquí [en la casa]. No tendrá que ir a buscar comidas rápidas. Le daré opciones sobre lo que quiera que yo le cocine.
Gabrielle, 18 – Ambika, 15 meses

Yo aprendí mucho en mis clases de crianza, como eso de las comidas saludables. Eso me parece simpático, hasta saber cómo la TV y la publicidad

hacen que los chiquillos quieran cosas como Fruit
Loops®, cómo hacen que todo parezca muy bueno. Pero
no es más que un montón de azúcar.

Ameera, 17 – Aida, 12 meses

Efectos de malas selecciones

El mundo de la alimentación y la nutrición está lleno de
información sobre lo que debemos y lo que no debemos comer.
La publicidad en TV, radio y carteleras o vallas anunciadoras nos
dice que comamos esto o aquello porque es bueno para nosotros
o porque nos gusta. También tenemos nueva información acerca
de los resultados de las malas selecciones de alimentos.

En Estados Unidos, cada día hay más niños y adultos con
sobrepeso. Aun muchos niños bastante pequeños están extremadamente gordos. ¿Es esto un problema de salud? ¿O es la gordura
simplemente un asunto de apariencia?

Sin duda, el sobrepeso puede ser un problema a los 3, 17 ó 60
años. Y la apariencia no es la mayor dificultad. Un niño gordo
no puede correr rápidamente ni jugar tan activamente como uno
delgado. A lo mejor se burlan de él por su peso. Es posible que
tenga otros problemas emocionales y físicos. Es más propenso a
tener asma, por ejemplo.

Un niño con sobrepeso muchas veces se convierte en un adulto obeso con un mayor riesgo de afecciones cardíacas, diabetes y
otras enfermedades.

El peso es de mucha importancia. Si tu niño se engorda
mucho, se le va a afectar la salud.

Mi amiga de 18 años tiene un hijo de dos años. Él toma
soda todo el tiempo y come cosas fritas. Está grueso, no
grueso saludable sino grueso de gordura.

Mi mamá tenía diabetes. La manera en que le doy de
comer a Luis ahora va a afectar su futuro. Hay un montón
de enfermedades que sufre la gente porque no sabe comer.

Carlota, 18 – Luis, 4 1/2

Está en tus manos evitar que a tu niño tenga estos problemas.
Tal vez lo más importante es que seas buen modelo. Si tú comes

principalmente comidas con alto contenido de nutrientes y bajas en azúcar y grasa, tu niño probablemente va a seguir tu ejemplo. Si raras veces comes papas fritas, no tendrás la tentación de dárselas a tu párvulo.

Los niños con sobrepeso por lo general no comen una dieta saludable y no son tan activos como deberían ser para tener buena salud.

Muchos niños pasan muchas horas frente a la televisión o la computadora todos los días. No sólo no juegan activamente, a lo mejor comen meriendas con enormes cantidades de azúcar y grasa. En TV ven cientos de llamativos anuncios de comidas, muchas comidas rápidas, sodas y otras opciones de comidas que no son recomendables. Y papá y mamá a veces pueden dar un mal ejemplo:

> *Su papá come muchos caramelos. Lo que sea que coma su papá, Salvador lo come.*
>
> *Cuando vamos a la tienda, le doy caramelos a Salvador y a él le gustan. Come muchas "chips" de papa y el cereal sin leche.*
>
> Katrina, 18 – 7 meses de embarazo; Salvador, 19 meses

Peligro de diabetes

Una de las principales asuntos que conciernen a los niños y adultos con sobrepeso es el desarrollo de diabetes, una enfermedad que afecta la utilización del azúcar por parte del cuerpo. Existen tres tipos comunes de diabetes.

- **Dependiente de insulina (tipo I)** Anteriormente llamada diabetes juvenil porque empezaba en la infancia, este tipo depende de la insulina que hay que inyectar diariamente.

- **No dependiente de insulina (tipo II)** Se le llamaba diabetes de la madurez porque afectaba a adultos mayores. Se puede controlar con una dieta cuidadosa y un programa de ejercicio. A veces requiere insulina.

- **Diabetes gestacional** Ocurre durante el embarazo y por lo general desaparece después del parto. Aproximadamente el 50% de las mujeres que desarrollan

esa clase de diabetes puede ser que desarrollen diabetes tipo
II entre cinco y diez años más adelante. Se puede controlar
con dieta y ejercicio.

*Yo tuve diabetes gestacional y tuve que cuidar mi dieta
my estrictamente.*

*Tuve que consultar con una dietista y ella me dirigía en
todo. Me dijo cómo calcular la nutrición de la etiqueta.*

*A mi mamá le parecía medio ridículo y sin importancia,
pero yo sabía lo malo que puede ser esto. Ella no creía
en realidad que yo tuviera diabetes porque no necesitaba
insulina, probablemente porque me mantuve con la dieta.*

*Danté pesó 6 libras 7 onzas al nacer, así que tuve un
alumbramiento natural, en verdad bastante fácil, sólo 81/2
horas de dolores de parto.*

Argentina, 18 – Danté, 6 meses

Los investigadores dicen que la tendencia a la diabetes está
presente al nacer. La de tipo I se cree que la causa un complejo
proceso de autoinmunidad. Para los que tienen el riesgo de
diabetes tipo II, el sobrepeso puede ser la causa porque el exceso
de grasa impide que la insulina que produce el cuerpo funcione
adecuadamente.

En años recientes la preocupación ha aumentado entre los
profesionales y las familias por el gran incremento de diabetes
tipo II entre niños de edad escolar. Al mismo tiempo, hay un gran
aumento de obesidad entre los niños pequeños. La causa de esto
es una dieta alta en grasa y azúcar junto con la falta de ejercicio.

Éstas son las condiciones perfectas para desarrollar diabetes.
Tal vez tú o tu niño no desarrollarán diabetes en este momento,
pero los malos hábitos de alimentación y la falta de ejercicio son
difíciles de cambiar. Si ese estilo de vida continúa largo tiempo, el
riesgo aumenta. Tú no quieres que eso suceda.

*A Madison le encantan los caramelos y dulces, pero mi
madrastra y yo estamos de acuerdo en que no debe comer
mucho de eso. No queremos que le dé diabetes. Una vez al
día come una paleta.*

Kaitlyn, 16 – Madison, 2

Pasos para un cuerpo más saludable

Existen dos pasos de igual importancia para convertirte en la persona más sana y ayudar a tu hijo o hija a crecer como persona saludable de manera natural – ejercicio y dieta. (Por supuesto que "dieta" se refiere a lo que comemos y no simplemente a una dieta para rebajar de peso.)

Consideremos primero el ejercicio. Durante el embarazo, tal vez consideres que es difícil hacer ejercicio. Algunas maneras fáciles para que te pongas en movimiento son:

- *Atiéndete a ti misma. No le pidas a otro que te traiga nada adonde estás. Levántate y agárralo tú misma.*

- *Deja el control remoto de la TV junto a la TV. ¿Quieres cambiar el canal? Ah, más ejercicio.*

- *Estaciona el auto a por lo menos 5 minutos de distancia de la tienda o de la escuela. O si no, pídele a la persona que maneja el auto que te deje a una o dos cuadras/manzanas de distancia de tu destino.*

- *Da una caminata durante el recreo o el almuerzo.*

- *A lo mejor tu vecindario no presenta seguridad para*

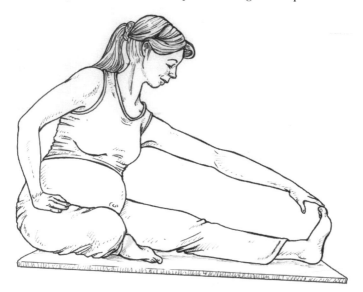

*caminar. Piensa en lugares donde podrías caminar unos
diez minutos o algo así. Puede ser un centro comercial, la
biblioteca, una escuela, o el vecindario de una amiga o
algún pariente lo que te va a resultar mejor.*

El ejercicio te hace sentir mejor. Te sientes mejor cuando
sales a caminar—y te da algo para alardear o presumir.

*Yo nadé todo lo que pude. Se siente sabroso sentarse en
el agua. Y es tan relajante cuando mueves las coyunturas
y sin esfuerzo. Normalmente tienes mucho calor cuando
estás embarazada y el agua se siente rica.*

Monique, 18 – Ashley, 5 meses

Los niños necesitan estar activos

La actividad física es importante para todos. Esto incluye a tu
pequeñito. Dale todas las oportunidades posibles para que esté
activo. Necesita espacio para movilizarse. Déjalo gatear por
encima de ti. Así aprenderá a coordinar los movimientos de su
cuerpo al gatear.

Gatea con él cuando juegues "te veo y no me ves" y al
escondido/las escondidas.

Cuando empiece a gatear, coloca bien lejos de él un juguete
que tú sabes que le gusta. ¿Va a buscarlo? Es posible que disfrute
de un juego de "alcanza el juguete" mientras lo mueves por toda
la habitación para beneficio suyo.

Al empezar a caminar, juega distintos juegos con él. Correté-
alo por la habitación y por el patio. Haz que las actividades sanas
sean más atractivas que la TV.

Los niños se hacen más saludables y fuertes si ejercitan
diariamente los músculos grandes. Los ejercicios bajo techo
también sirven. Elige programas infantiles en la TV que incluyan
bailar, saltar u otro ejercicio. Limita el tiempo frente a la TV o la
computadora.

Toca música que les dé a todos ganas de moverse. Baila o
marcha por la casa. Canta y haz divertida la experiencia.

Cuando estés en un espacio seguro, sácalo de la carriola o el
cochecito y deja que camine a tu lado. Puede tardar más, pero es

una experiencia maravillosa para la criatura.

¿Puedes caminar con tu niño a la tienda del vecindario o a la preescuela? En el centro comercial, anda por las escaleras en vez del ascensor o la escalera mecánica. Deja que te ayude cuando trabajas al aire libre.

Si tienes un niño mayorcito, háblale de cómo quieres tú que haga ejercicio él todos los días.

A mí me preocupa el peso de ella. Desde que empezó a gatear, en realidad rebajó un par de onzas. Ahora que está empezando a caminar no las está quemando tan rápido. Cuando esté un poquito más grande, nos preocuparemos por las caminatas y cosas por el estilo.

Ameera

Se puede rebajar de peso y mejorar la salud con sólo caminar 30-60 minutos diariamente. Todo vale. Divide el tiempo en varios recorridos cortos y antes de que te des cuenta, te sentirás mejor.

La jungla de la grasa y el azúcar

Yo conozco a un montón de gente que come Cheetos® y bebe Mountain Dew® todo el tiempo. Los bebés de ellas van a salir locos, hiperactivos.

Mi única amiga tiene ocho meses de embarazo con gemelos varones. Ella no come ninguna fruta ni ningún vegetal. Toma jugo de vez en cuando y come mucha carne pero también come muchas "chips" y helados.

Chika, 16 – 4 meses de embarazo

Vamos al paso dos. Fíjate en lo que comes y cómo iguala las recomendaciones del capítulo 1 y MiPirámide, págs. 49-50. La mejor manera de informarse sobre MiPirámide es en **<www.mypyramid.gov>** Aquí hay consejos basados en tu edad, tamaño y nivel de actividad. Hasta puedes ingresar tus comidas favoritas o las que prefieres no comer.

Ahora las preguntas son:

- ¿Cómo iguala esto lo que comes ahora?
- ¿Cómo se aplica a lo que le das de comer a tu niño?

- ¿Cómo encajan tu peso y el de tu niño con las recomendaciones para tu altura y la edad de él?
- ¿Te ha sugerido tu proveedor de atención médica que peses menos?
- ¿Qué tal tu niño?

A mí no me gusta darle pastillas o galletas a Julián. Hay quienes le dan un caramelo y eso a mí no me gusta. No quiero que adquiera el hábito de chupar caramelos ni otras cosas dulces.

Cynthia, 17 – Julián, 11 meses

Aunque te parezca que está muy gordito, no le impongas a tu niño una dieta restrictiva. Lo que debes hacer es buscar distintas maneras de cambiar de comidas y meriendas de alta grasa y alta azúcar a alimentos con menos calorías. Dale frutas, yogur o palitos de zanahoria como merienda. Si ya ha aprendido a querer dulces y galletas todos los días, no creas que va a parar de inmediato. Dale ánimo para que coma porciones más pequeñas y dale esas otras cosas con menos frecuencia.

La comida chatarra a la basura

Lo mejor es sacar de la casa todas esas comidas con muchísimas calorías que son tan dañinas. Deja de comprar sodas. Compra u hornea galletas con menos frecuencia. Sirve fruta para postre. Reserva el rico bizcocho o pastel para ocasiones especiales.

A tu niño le pueden gustar las bebidas de jugos o mezclas que vienen en cajitas o bolsitas. Esos envases contienen muy poco jugo y son más costosos que el jugo natural. Además, pagas por un montón de agua, azúcar y el paquete.

El jugo no tiene que estar en una cajeta. Hay muchas tazas especiales para niños y son lavables. Así que de este modo también ahorras dinero.

Casi todos creemos que el jugo de frutas es nutritivo. A los niños les gusta porque es dulce, tiene buen sabor y viene convenientemente empaquetado. Pero, al igual que las sodas y las bebidas de frutas, el jugo puede ser una de las causas del sobrepeso.

Un estudio de niños de dos a cinco años mostró que los que bebían diariamente 12 onzas o más de jugo de frutas tenían más probabilidad de ser obesos. La fruta natural es una mejor opción porque contiene fibra.

Abastécete de alimentos nutritivos. Ten un tazón con frutas en el mostrador donde tu niño las puede agarrar. Los "pretzels" también son otra merienda razonable. (En la página 178 hay una receta para "pretzels" que tu niño te puede ayudar a preparar.)

Valdría la pena que implantaras una nueva regla – no comer mirando la TV. (Es demasiado fácil comer y comer una vez que has empezado y te absorbe un programa.)

¿Cocinas casi todas tus comidas en casa? Es importante evitar comidas rápidas, máquinas expendedoras y alimentos altamente procesados porque la mayoría de ellos son altos en calorías y bajos en nutrición.

Es probable que tus padres te hayan dicho muchas veces: "Cómete los vegetales. No hay postre hasta que te los comas". Una mejor táctica es darle de postre una opción saludable. Preséntale buenos alimentos, pero deja que el niño decida lo que va a comer.

Otros pasos para la prevención de problemas de peso con tu niño:

- No le des comida como premio o recompensa. Un abrazo es mejor.
- No se puede esperar que un párvulo cambie sus hábitos alimentarios de la noche a la mañana. Haz los cambios gradualmente.

¿Son malos todos los carbohidratos?

Una dieta muy popular para rebajar de peso es extremadamente baja en carbohidratos. Hay quienes han tratado de rebajar por disminución drástica de los carbohidratos que consumen. Es posible que coman muchos carbohidratos menos de los que se recomiendan para una vida saludable.

Esto no es bueno porque necesitamos una cantidad razonable de carbohidratos saludables en nuestra dieta diaria.

Pero, ¿qué tiene de malo el azúcar? El azúcar, junto con el almidón/la fécula, es un carbohidrato. Los tres nutrientes que nos proporcionan calorías y nos dan energía son carbohidratos, proteína y grasa. Necesitamos todos estos nutrientes más vitaminas y minerales para energía, crecimiento o desarrollo y buena salud.

Como ya sabes, las buenas fuentes de carbohidratos incluyen:

- cereales integrales
- arroz integral
- panes integrales
- frutas
- legumbres/verduras/hortalizas/vegetales

Sin embargo, satisfacer nuestras necesidades diarias de carbohidratos con sodas o gaseosas, pastillas o dulces y otras comidas con alto contenido de azúcar o sin otros nutrientes, no contribuye nada bueno a nuestro cuerpo. Si nos atenemos a estas comidas para nuestras necesidades de carbohidrato, de ninguna manera podremos obtener los nutrientes tan esenciales para nuestra salud y la de nuestra familia.

En la escuela me doy cuenta de que la gente tiende a comer cosas indebidas como merienda. Como "chips" de papa, pero yo más o menos lo entiendo... Yo trato de no comer comida chatarra – como algunas de las muchachas que usan el embarazo como pretexto para comer. Dicen que tienen antojo de una bolsa de "chips" de papa, así que eso es lo que comen.

Nhu, 17 – casi 9 meses de embarazo

El mostruo del azúcar

Cuando Luis tenía unos 3 años, tenía enormes caries y tuve que llevarlo al hospital infantil para que le hicieran cirugía dental. Yo detesto ir al dentista y sé cómo se sentía él, así que ahora le limito todo lo dulce. En vez de jugo puro, se lo diluyo.

Yo cambié mucho cuando lo llevé al dentista. Me dolía el alma, todo ese trabajo dental. Todo lo que le pasa ahora es por culpa mía.

Le limito las comidas rápidas y las clases de meriendas. Antes le daba cosas como Snickers® o lo que fuera. Ahora es yogur y granola o frutas picaditas y yogur.

Carlota, 18 – Luis, 4 1/2

Carlota y Luis aprendieron a las malas que demasiada azúcar a menudo trae caries. Y las caries significan visitas al dentista.

Existen muchas maneras para que tu niña se evite esas dolorosas caries:

- En primer lugar, disminuye la cantidad de azúcar que ingiere.
- Disminuye la cantidad de veces que come cosas azucaradas. Cada vez que come azúcar se le forma ácido en los dientes y las muelas. El daño ocurre dentro de los primeros 15-20 minutos de haber ingerido el azúcar.

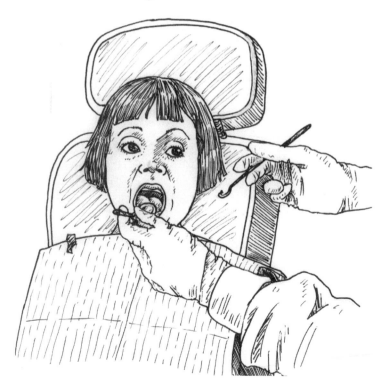

- Insiste en que tu niña se cepille la dentadura o se enjuague la boca apenas come algo azucarado.

¿Consumimos casi todos más azúcar de la que necesitamos? Veamos ciertos datos.

¿Sabías que una lata de soda de 12 onzas contiene 9 cucharaditas de azúcar. Eso equivale a 3 cucharadas. Uno de los restaurantes de comida rápida anunció recientemente una bebida de 64 onzas por 64¢.

Eso es una taza completa de azúcar. Una taza de azúcar contiene 720 calorías.

Si eres una americana promedio, consumes alrededor de 130 libras de azúcar al año. Eso es como 1/3 de libra al día, ó 2/3 de taza (480 calorías).

Aunque ciertas personas comen menos y otras más, los expertos médicos nos dicen que todos nos beneficiaríamos si consumiéramos menos azúcar.

El azúcar equivale a calorías

Sabemos que comer azúcar significa ingerir más calorías – 45 calorías por cucharada de azúcar. Demasiadas calorías y muy poco ejercicio dan como resultado grasa acumulada en nuestro cuerpo.

Yo trato de no darle a Jabari muchos dulces, pero mi mamá sí le da. Cada vez que la ve, él quiere un caramelo.

Yo le digo a ella que no quiero que él lo coma y ella me dice: "Puede probarlo nada más".

                            Abeni, 17 – Jabari, 16 meses; Abiba, 6 semanas

Un informe nacional de un estudio de la Feeding Infants and Toddlers demostró que uno de cuatro bebés de 6-12 meses excedía la media de ingesta de energía. En otras palabras, comían más de lo necesario.

Alrededor de la mitad de los bebés de 7 a 8 meses come alguna clase de postre o bebida dulce. Este porcentaje aumenta a medida que crecen.

Los niños pequeños no necesitan bebidas dulces. Reserva los

postres dulces y llenos de grasa para un convite de vez en cuando.

Al comer estas cosas, a la bebé no le caben los alimentos saludables que necesita. Esto es algo que tú tienes que explicar a otras personas para quienes una galleta significa amor. Los bebés y los niños que no obtienen los nutrientes en alimentos saludables no pueden comportarse ni aprender tan bien como debieran. Hacerles la vida más difícil no es "amor".

> *¡La mamá y el papá de Johnny querían darle galletas a Danté a los dos meses! Eso me frustraba porque yo sabía que no debía [comerlas]. Cuando lo tenían en brazos, le daban una galleta. ¡Enseguida yo lo tomaba en brazos y le quitaba la galleta!*
>
> Argentina

Las bebidas pueden ser problema

Todas las bebidas que se le ofrecen a un niño se convierten en una gran fuente de azúcar. Aparte de la leche materna, la leche y los jugos de frutas puros, pocas bebidas tienen valor alimenticio significativo.

Es mejor enseñar a tu niño a tomar agua cuando empieza a beber de una taza. Pero si ese momento no ha llegado todavía, nunca es tarde para cambiar.

Para empezar, piensa en lo que tomas tú. Si tú tragas soda todo el día, ¿por qué no ha de querer la misma cosa tu niño? Tal vez debes pensar en ti misma y en las calorías vacías que consumes. Y si tomas sodas de dieta, pagas un montón de dinero por agua con sabor.

Si tomas mucha soda, ¿cómo crees que puedes disminuir el consumo? Caimile probablemente tuvo un reto mucho mayor del que jamás tendrás tú — ¡ella se tomaba 12 latas de soda al día! Después, cuando salió embarazada, su médico le dijo que tenía que dejar de tomar soda por completo:

> *Yo me tomaba 12 latas de Dr. Pepper® todos los días. Constantemente tenía una lata en la mano. Entonces, cuando estaba embarazada, tuve que dejar la cafeína.*

Yo había leído cómo ciertas mujeres dejan de fumar
y cómo te desacostumbras. Así fue que apliqué eso a la
gaseosa.

La primera semana tomé la misma cantidad. La se-
gunda semana, quité una, 11 latas al día. Hice esto varias
semanas y para los cinco meses, había dejado por
completo la gaseosa.

Me sentía cansada, ya sea por la cafeína o el embarazo,
pero me sentí mejor una vez que paré.

Caimile – 17 – Hajari, 4 meses

Si tu niña toma todos los días más de una lata de 12 onzas de
soda/ gaseosa, el riesgo de que se ponga obesa aumenta.

En casa, dale agua cuando dice que tiene sed. Recuerda que
las bebidas azucaradas no sólo suben los niveles de azúcar de la
sangre sino que también producen serias caries dentales.

A los 4 meses, la hermana de Johnny quería darle a
Danté un biberón con Kool-Aid® diluido. Yo tuve que
hablar un poquito fuerte.

Cuando empezaba a darle el Kool-Aid®, yo me lo
llevaba y me ponía a jugar con él y después decía: "ya es
hora para que coma".

Al principio, Johnny estaba de acuerdo con sus
padres. Me decía: "bueno, ellos nunca lo ven y quieren
tenerlo en brazos".

Yo contestaba que Danté estaba demasiado pequeño
para beber Kool-Aid®. Después, Johnny empezó a pensar
como yo.

Argentina

En vez de bebidas tipo Kool-Aid®, puedes mezclar jugo
común y corriente con agua. Echa 1/4 de taza de jugo y llena la
taza con agua.

El niño puede darle color a su mezcla con colorantes para
alimentos. Esto también te da una oportunidad para hablar de
los nombres de los colores y hacer distintas combinaciones
divertidas, como rojo y amarillo para anaranjado o rojo y azul
para morado.

Cuando se come fuera de casa

Uno de los mayores retos para la alimentación saludable es comer fuera de casa. En los restaurantes de comida rápida es especialmente difícil seleccionar bien porque casi todas las comidas que se sirven allí tienen más de 30 por ciento de grasa. (Consulta el capítulo 4.)

Ver y oler las comidas a tu alrededor es una verdadera tentación. Aunque tengas cuidado, es difícil encontrar mucha variedad de opciones saludables.

En ciertos restaurantes, hasta las comidas más sencillas, como pollo o una ensalada, pueden ser inadecuados. Muchas veces estas cosas son fritas, bañadas en salsa, o tienen aderezos con alto contenido de grasa.

Cuando se ofrecen alternativas de baja grasa, acostúmbrate a esa opción. Muchos restaurantes hoy día marcan las cosas que son "saludables para el corazón" ("heart healthy") con una estrella o algún símbolo especial. Esto te indica que esas comidas tienen bajas grasa y azúcar. ¡Disfrútalas!

Quizás a los miembros de tu familia se les dificulta mantener un peso normal. Existen diferencias genéticas que hacen que en ciertas familias se aumente de peso fácilmente y en otras familias se luche por mantener el peso lo suficientemente alto. Otras familias no tienen que preocuparse con el peso en absoluto.

Sea cual sea el caso de tu familia, debes saber que comer bien (es decir, comer los alimentos saludables que necesitas) produce una vida más satisfactoria tanto para ti como para tu niño o niña. *¡Lo que comes tiene importancia!*

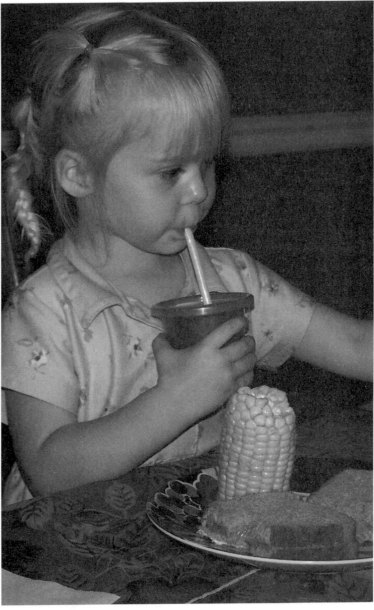

Tal vez también le puede gustar una legumbre de hoja verde oscuro o palitos de zanahoria con su maíz y su sándwich de mantequilla de maní o crema de cacahuate.

8

Planificación adicional para niños vegetarianos

Yo soy vegetariana y Lamont también lo va a ser. Todavía le doy el pecho, casi siempre sólo por la noche. Nunca he usado mamilas. Esto lo he hecho porque quiero que tenga la mejor salud posible.

A los cinco meses, empecé a darle comida sólida.

Lo primero fue banana de un tarrito que no le gustó. Lo probé y no me imagino cómo le llaman a eso banana. Entonces le di salsa de manzana. Después majé una banana de verdad y eso sí le gustó.

Poco después empecé a darle cereal de arroz.

Delila, 17 – Lamont, 14 meses

Buenos alimentos para vegetarianos

¿Eres tú vegetariana, o lo es tu familia? Es decir, optas por no comer carne, aves o pescado? Hay quienes son aún más estrictos al no comer nada que sea producto animal. No consumen huevos ni leche y a ellos se les llama "vegans".

El vegetarianismo puede ser una manera saludable de comer, aun durante el embarazo y la lactancia, y hasta para niños pequeños. Pero para tener buena salud, tu dieta y la de tu criatura tiene que ser balanceada. Es aun más importante que los vegetarianos coman una gran variedad de alimentos que incluyan legumbres u hortalizas verdes, frutas y verduras, frijoles/habichuelas/porotos, nueces o semillas/ pepitas, huevos y productos lácteos (si no son "vegan") y un poquito de grasa.

Sírvete consultar MiPirámide en las págs. 49-50. Si visitas el sitio web <mypyramid.gov>, puedes ver "Sugerencias y recursos para dietas vegetarianas".

Los granos integrales y las leguminosas (soya, frijoles/habichuelas/porotos, maní/cacahuate) son de especial importancia para los vegetarianos, e igualmente las frutas y verduras de toda clase. Si eres vegetariana, tienes que comer algo de estos alimentos – granos integrales, leguminosas, frutas y vegetales -- en cada comida.

Una persona vegetariana debe consumir diariamente algunas nueces o semillas/pepitas, aceites de plantas, huevos, productos lácteos y/o vegetales y frutas. Cada grupo proporciona algunos nutrientes, pero no todos los que necesitas. No trates de reemplazar alimentos de un grupo con alimentos de otro. No da resultado desde el punto de vista de la nutrición. Todos esos grupos de alimentos son importantes. Para la buena salud, tú y tu niño los necesitan todos.

El embarazo y el vegetarianismo

Durante el embarazo comí muchísimo queso. A mí no me gusta la leche y por eso normalmente la echo en el cereal o como algo sumamente dulce. Como requesón y yogur y tomo vitaminas.

Delila

Tú sabes ya cuánta proteína se necesita durante el embarazo — 50 -70 gramos diariamente. Esto sostiene el rápido crecimiento del feto y la placenta así como el crecimiento del tejido maternal. Tú consumes alrededor de diez gramos de proteína cada vez que comes o bebes cualquiera de lo siguiente:

- 1 1/2 tazas de leche de soya
- 3 1/2 onzas de tofu extra-duro
- 3 onzas de tempeh (frijoles de soya cultivados con una textura que hay que masticar mucho)
- 1 béiguel de grano integral, grande
- 1/2 taza de frijoles/habichuelas cocidos
- 2 cucharadas de mantequilla de maní/crema de cacahuate

Durante el embarazo necesitas hierro por el aumento de sangre en tu cuerpo y la sangre del feto en formación. Opta por alimentos ricos en hierro, como:

- granos integrales
- legumimosas
- tofu/quesito de soya
- hortalizas de hoja verde oscuro

Cuando comes estos alimentos junto con otros ricos en vitamina C, tu cuerpo absorbe más del hierro. Es recomendable tomar suplementos de hierro, especialmente durante el segundo y el tercer trimestres. Consulta con tu proveedor de atención médica.

Durante el embarazo es también de especial importancia obtener mucho calcio porque sirve para formar los huesos y dientes del bebé. Si consumes productos lácteos, cuatro o cinco tazas de leche y una ración de queso pueden proporcionar suficiente calcio.

Una vegetariana embarazada, lo mismo que otras embarazadas, sólo necesita 300-400 calorías extra al día, un aumento de 18 por ciento aproximadamente. Al mismo tiempo, las necesidades nutricionales de la vegetariana aumentan como 50 por ciento. Obviamente, las vegetarianas tienen que optar por alimentos especialmente ricos en nutrientes. Al igual que quienes no son vegetarianas, deben comer muy pocos caramelos y otros dulces.

Si eres vegetariana o tienes intolerancia lactosa (no puedes beber leche), tienes que planear cómo vas a obtener mucho calcio. Ciertas marcas de leche de soya y leche de arroz, jugos de frutas y "waffles" están fortificadas con calcio. El frijol de soya, las hortalizas de hojas vede oscuro, como berza, col rizada, brócoli, hojas de nabo, tofu/quesito de soya y otras fuentes de calcio.

La leche de soya o la de arroz cuesta un poquito más, pero cualquiera de estas dos opciones proporciona casi tanto calcio y otros nutrientes importantes como la leche de vaca.

Nosotros tomamos leche de arroz o de soya. Yo tengo intolerancia lactosa. El queso y el yogur no me dan problema.

A mi novio se le ocurrió que esto iba a ser un gran cambio – otra clase de leche en el refrigerador. Sí tiene un sabor un poquito distinto, y yo prefiero la de chocolate. Según él, iba a ser una gran cosa eso de cambiar, pero tardó tal vez una semana en acostumbrarse. Eso es lo que tomamos ahora.

Hannah, 23 – Mackenzie, 41/2

Las guías dietéticas para americanos explican que quienes consumen sólo alimento vegetal tienen que suplementar su dieta con vitaminas B_{12}, vitamina D, calcio, hierro y zinc. Esto es aún más importante para niños en crecimiento así como para las embarzadas y las lactantes. Consulta con tu médico o con un farmacéutico.

Opciones vegetarianas especiales

Muchas comidas que por lo general incluyen carne o aves se pueden adaptar para vegetarianos. Algunos ejemplos tomados de MiPiámide:

- pasta primavera o pasta con salsa marinara o con pesto
- pizza vegetariana
- lasaña vegetal
- tofu y vegetales sofritos
- lo mein vegetal

- pinchos de vegetales
- burritos, o tacos, de vegetales

Hoy día se pueden encontrar productos vegetarianos cuya apariencia, y hasta sabor, se parecen a los de la contraparte no vegetariana. Por lo general, son más bajos en grasa saturada y no contienen colesterol.

Las tortitas de salchicha, o los embutidos, son muy sabrosos con huevos en el desayuno. Las hamburguesas vegetales son un buen sustituto de las hamburguesas de carne. Hay hamburguesas vegetales a base de frijol soya, vegetales y/o arroz.

Puedes agregar tempeh, tofu o gluten de trigo (seitan) a sopas y cocidos. Esto añade proteína sin grasa saturada ni colesterol.

¿Has comido alguna vez falafel (garbanzos molidos bien condimentados)? Puedes usar esto para hacer hamburguesas de frijoles, hamburguesas de lentejas o para relleno de mitades de pan pita.

Muchos restaurantes asiáticos e hindostanes ofrecen una variada selección de platos vegetarianos.

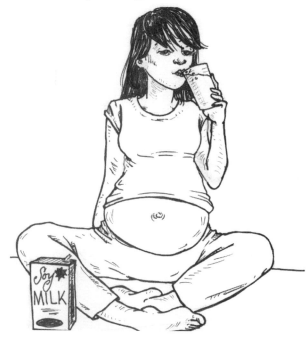

Si estás de bajo peso, o si se te dificulta comer suficiente para satisfacer las necesidades tuyas y las de tu bebé, opta por alimentos nutritivos de más altas calorías. (Los vegetarianos son más propensos que los no vegetarianos a consumir menos calorías de las que necesitan.)

Si necesitas más calorías ricas en nutrientes, puedes probar los batidos con leche de soya o leche de vaca y frutas o tofu o yogur. Otras posibilidades incluyen comer más nueces y mantequillas/cremas de nueces, como maní/cacahuate, o almendra, frutas secas, productos de soya y "dips" de frijoles/habichuelas. Si se te dificulta comer suficiente en cada comida, trata de comer con más frecuencia.

Durante la lactancia

No tienes que tomar leche de vaca para producir leche para tu bebé, pero como vegetariana o "vegan" necesitas más o menos los mismos nutrientes que necesitan otras madres lactantes. Sencillamente, tienes que optar por otros alimentos.

Necesitas unas 500 calorías adicionales al día cuando estás dando el pecho. Necesitas aún más calcio durante el embarazo. Si no bebes leche, incluye en tu dieta una porción adicional de alimentos ricos en calcio:

- tofu fortificado con calcio
- bok choy, brócoli, otras hortalizas de hoja verde oscuro
- leche de soya fortificada con calcio
- leche de arroz fortificada con calcio
- cereales fortificados con calcio

Como ya se ha mencionado, asegúrate de que obtienes suficientes vitaminas D y B$_{12}$, probablemente con suplementos. También puedes obtener algo de vitamina B$_{12}$ en cereales fortificados y leche de soya, pero esto no se encuentra en la mayoría de los alimentos vegetales.

Quince minutos al sol diariamente proporcionan suficiente vitamina D. Usa filtro solar después de los quince minutos.

Cuando das el pecho necesitas aun más proteína que durante

el embarazo, unos cinco gramos adicionales. Alimentos a base de plantas, bien seleccionados, y proteína de soya son buenas fuentes.

La alimentación de tu bebé vegetariano

A los bebés vegetarianos, como a todos los bebés, les va mejor con leche materna los primeros seis meses. Los que toman biberón/mamila/mamadera no necesitan nada más que fórmula.

Para los seis meses, preséntale gradualmente a tu bebé otros alimentos. Consulta el capítulo 3 para información más detallada. De seis a nueve o diez meses, la dieta de un bebé vegetariano es más o menos la misma que se recomienda en este capítulo para todos los bebés.

Para los diez meses, los alimentos del bebé se pueden picar, rallar/guayar bien finitos, o licuar. Si has investigado bien las alergias y parece no tenerlas, puedes empezar a combinarle los alimentos. Licuar aguacuate y tofu o salsa de manzana u hortalizas verdes con mantequilla de maní/crema de cacahuate a lo mejor le apetece, por ejemplo. (Pero debes estar segura de que no es alérgico al maní/cacahuate.)

Al principio comía casi de todo, y entonces empezó a no querer comer nada verde, como chícharos o brócoli. La única manera de que comiera algo de esto era mezclarlo con otra cosa, como chícharos y arroz integral. Después empezó a comer cosas con la mano, y ya no le gustaba comer nada de un tarrito.

Se puso muy melindroso. Yo le daba lo mismo que comía yo pero él lo echaba de su plato de él y lo agarraba de mi plato. No sé por qué se le ocurría que de mi plato era mejor.

Ahora le gusta mucho el queso. Todo tiene que tener queso. Todavía no le gusta el brócoli, pero sí lo come si va mezclado en los macarrones con queso. También mezclo habichuelas verdes o chícharos en los macarrones con queso.

Delila

Probar o saborear una amplia variedad de vegetales y frutas es mucho más importante aún para un bebé vegetariano o "vegan". Ahora ya puede comer espinaca o repollo/col así como verduras de raíces. Ya está listo para comer granos integrales bien cocinados y también para los cereales de alto contenido proteínico, como frijol soya o germen de trigo.

Dieta vegetariana para párvulos

A él le gusta comer pizza (con más queso). Le gustan la pasta y el pan. A mí me gustan mucho los sándwiches de crema de cacahuate y jalea y a él tammbién le encantan. Si estoy comiendo burrito de frijoles, se come un pedazo del mío.

Él come muchos productos lácteos, huevos revueltos. Una comida que le gusta mucho—frío unos triángulos de tortilla, les echo unos huevos revueltos y después derrito queso sobre la mezcla. Entonces le echo tomates y aguacates.

Come huevos por lo menos tres veces por semana. Queso todos los días. Queso con galletas, vegetales, pan tostado y queso. Usualmente es queso Cheddar o Monterey Jack. Prefiere el Cheddar. Bebe leche mejor cuando está en la guardería. Dicen que cuando [los niños] están cerca de las mamás quieren el pecho.

Delila

Las dietas de los adultos vegetarianos por lo general tienen menos grasas y más fibra. Los bebés y todos los niños menores de cinco años puede que se sientan satisfechos con esta dieta antes de llegar a comer los alimentos con la energía (las calorías) y la nutrición adecuadas. Por esto, la dieta de los bebés y niños pequeños debe incluir menos alimentos ricos en fibra y más alimentos densos en energía y nutrientes que la dieta necesaria para los adultos.

¡Esto no significa que vas a llenar a tu niño vegetariano con papas fritas y sodas!

Al año, tu niña puede comer las mismas comidas que el resto

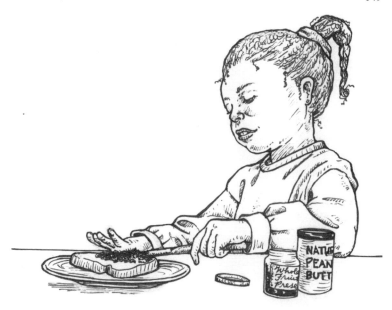

de la familia. También necesita meriendas entre comidas. Incluye guisantes/chícharos secos y frijoles/habichuelas en su menú, pero ten cuidado de que queden bien suaves cuando los cocinas. La piel o cascarita, especialmente del frijol soya, se debe quitar antes de servir el plato a una criatura de un año.

Prueba con una sopa de guisantes/chícharos bien aguadita como introducción a la proteína de leguminosas. Para ver si digiere bien los chícharos/guisantes y frijoles/habichuelas, examina la defecación de la criatura. Si el excremento tiene olor agrio o si el traserito del bebé está colorado o irritado, o si aún se pueden ver los granitos de la comida, espera un tiempito antes de volver a darle leguminosas.

Ciertos niños no pueden comer leguminosas enteras hasta los dos o tres años. Si es así con tu niña, puedes darle otros productos de soya, como leche de soya, tofu/quesito de soya y hortalizas de hoja verde.

El hummus, hecho con garbanzos y tahini (mantequilla de semillas de ajonjolí) contienen mucha proteína y calcio. A tu niño probablemente le va a gustar. En la pág. 178 hay una receta de "merienda rápida y tostadita" (pan pita tostado y hummus).

El aguacate es un buen alimento para los bebés. Es rico en riboflavina, ácidos grasos esenciales, potasio y cobre. Que coma pedacitos con los dedos.

A casi todos los niños pequeños les gustan los fideos. Prepara pasta enriquecida con espinaca u otras harinas vegetales. Así le das energía y proteína a tu niño.

En este momento, tu niño puede disfrutar de los vegetales crudos, tales como zanahorias y pepinos, si están rallados/guayados bien finitos. Por supuesto que no le vas a dar un palito de zanahoria al año porque se puede atorar.

La necesidad de nutrientes para preescolares se extiende

Mackenzie come mucha mantequilla de maní. Por lo general se come dos pedazos de pan tostado con mantequilla de maní y una banana en el desayuno todas las mañanas. Le encantan los sándwiches de mantequilla de maní.

También toma una vitamina diariamente.

Hannah

Repasa el capítulo 6; tiene sugerencias para dar de comer a preescolares que no son vegetarianos. Tu preescolar vegetariano necesita los mismos nutrientes que necesitan los otros niños, pero los va a obtener de hortalizas verdes, leguminosas, frutas y vegetales, nueces y semillas/pepitas, leche de soya y, si no es "vegan", leche y huevos.

La proteína vegetal puede proporcionar suficiente proteína si el individuo come alimentos vegetales variados. Pero, dicen algunos entendidos, ya que la proteína vegetal tiene más baja digestibilidad, los bebés vegetarianos hasta los dos años puede que necesiten 30-35 por ciento más proteína que los no vegetarianos. Los niños vegetarianos de dos a seis años puede que necesiten 20-30 por ciento más proteínas vegetales.

La calidad de la proteína vegetal varía. La proteína de soya aislada puede satisfacer las necesidades proteínicas lo mismo que la proteína animal. La proteína de trigo, si se consume sola, puede tener 50% menos de utilización por parte del cuerpo que la proteína animal.

Para obtener suficiente proteína con una dieta vegetariana, tú y tu niño tienen que consumir una amplia variedad de alimentos proteínicos vegetales. Consumidas por sí solas, algunas comidas y meriendas más ciertos alimentos refinados (como cereales fortificados para desayuno, panes y pasta) pueden satisfacer las necesidades de energía y nutrientes de los niños vegetarianos.

Las semillas/pepitas, tales como las de girasol y calabaza, son buenas meriendas.. (Ver en la pág. 179 una receta para pepitas de calabaza.) La mantequilla de almendra en una rebanada de pan tostado proporciona proteína.

Otras posibilidades para rmerienda incluyen pasitas, ciruelas pasas, palitos de zanahoria (después de los 3 años), huevos duros y palitos de queso.

¡Planes, planes y más planes!

Planear una dieta vegetariana sabrosa y saludable es lo mismo que planear cualquier otra dieta saludable. Incluye alimentos variados de cada grupo. Debes poner atención a posibles deficiencias de nutrientes en la dieta de tu niña y descubrir cómo va a obtener tales nutrientes.

Opta con frecuencia por alimentos integrales o enteros. Come muy pocos alimentos muy dulces, grasosos o muy refinados. Opta por frutas y vegetales variados.

Una dieta vegetariana puede ser una opción saludable para tu niño y para ti. Pero tienes que planearla. Es recomendable obtener ayuda profesional. Habla con el proveedor de salud de tu familia, el pediatra, o una dietista registrada.

Busca "vegetariano" en la internet y vas a encontrar ayuda. Consulta también libros de cocina vegetariana.

Tanto tú como tu niño necesitan comer alimentos que contengan los nutrientes adecuados. Al hacer tus planes, sin duda vas a encontrar más opciones vegetarianas de las que tú creías que existían.

Tú y tu niño se beneficiarán con todos tus planes.

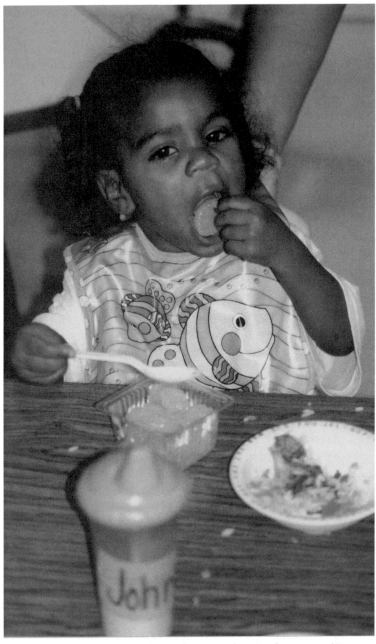

En la guardería le dan buen alimento y la atienden con cariño.

9

El buen alimento
y la guardería

- **El ambiente de las guarderías varía**

- **Haz muchísimas preguntas**

- **¿Qué tal si no quiere comer?**

- **La comunicación es esencial**

- **Guardería en la escuela**

Tienen que darle cereal de arroz hasta que tenga un año. Le dan eso y unos duraznos u otra fruta para el desayuno. Para el almuerzo, pollo y arroz, guisantes y mandarinas.

La escuela me queda a 20 minutos; lo único que me hace ir allá es la guardería y el programa GRADS. Allí hay normalmente unos ocho niños y cuatro personas que los atienden.

Cynthia, 17 – Julian, 11 meses

Felicia va a una guardería en una casa donde cuidan a 9 – 14 niños. Les dan zanahorias, queso, ensalada, galletas, sándwiches y fresas.

Los niños se sirven ellos mismos. Es adorable. Les

enseñan a sostener la taza con las dos manos.
La comida allí parece ser muy buena, sin caramelos
ni pizza.

Kristi Ann, 18 – Felicia, 21/2

El ambiente de las guarderías varía

Muchos niños de familias jóvenes pasan algo de tiempo en guarderías. Muchas veces se trata de lugares magníficos para los niños cuando las madres (y/o los padres) se encuentran en la escuela o en el trabajo.

Existe mucho material útil para ayudarte a seleccionar bien la atención que se ajusta mejor a tu niño. Puede ser en un ambiente familiar con un miembro de tu familia o una amiga. Puede ser en una guardería autorizada en una casa de familia.

En muchas escuelas se provee guardería dentro de las instalaciones escolares o cerca de las mismas. Si se encuentra en tu escuela, esto puede ser lo que tú y tu niño necesitan.

Moisés va a la guardería de mi escuela. Allí le dan de comer cosas como burritos o pizza. A mí no me convencen mucho esas comidas. Esto no es con mucha frecuencia, pero si yo me preocupara, sería por los burritos y la pizza.
También les dan cosas como pollo y pasta, cosas que a mí me gusta que coma.

Melinda Jane, 16 – Moisés, 15 meses

La mayoría de las guarderías de grupo tienen guías que deben seguir para la comida de niños pequeños. Estas guías provienen de distintas fuentes tales como Department of Education, WIC, Head Start, Early Head Start, así como agencias autorizadoras del estado. Sin embargo, no todas las guías son iguales. Si cambias de una guardería a otra, la comida de tu niño también puede variar un poco.

Zaila está en Head Start. Tienen que darles una ración de cada grupo de alimentos en cada comida. Hoy les sirvieron trocitos de carne molida, brócoli, salsa de manzana, panecillo, leche entera y fresas picaditas. Para el

desayuno generalmente les dan cereal, leche y jugo de
naranja. Tienen una lista de las preferencias de cada niño.
Jasmine, 19 – Zaila, 3; Cody, 7 meses

Haz muchísimas preguntas

Es de gran importancia visitar cualquier sitio que no conozcas.
Por ejemplo, una amiga visitó una guardería una mañana. A los
niños les habian servido el desayuno – pero no estaban muy
interesados en comer. Seis párvulos estaban sentados en sillas
altas, en fila junto a una pared, mirando TV, con un tazón de
cereal seco, azucarado, en cada bandeja. Eso no es lo que tú
quieres para tu niño.

Los párvulos no necesitan cereal tan azucarado. No deben
mirar la TV mientras comen. Y ciertamente que sí necesitan
atención cariñosa durante las comidas, ya sea atención por parte
de su mamá o su papá o de cualquier otra persona que los atienda.

Aun con un miembro de la familia o una amiga, es importante
que esa persona sepa desde el principio lo que tú quieres para tu
niño. Tienes que preguntar sobre las prácticas usuales para
servirles la comida mientras tu niño esté bajo su cuidado.

Tus preguntas podrían incluir:

• ¿Sirven ustedes desayuno? De ser así, ¿qué sirven? ¿Son
  ésas algunas de las cosas que tu niño come normalmente? Si
  no, pregunta cómo hacen para presentar alimentos nuevos
  para tu niño. Si parece aconsejable, ¿puedes traer tú la
  comida del niño?

  A veces cuando está allá no come tan bien como de-
  bería. No les dan suficientes verduras ni frutas. A veces les
  dan tostada francesa para el almuerzo y a mí me parece
  que necesitan algo más saludable que eso.
  Kaitlyn, 16 – Madison, 2

• ¿Cuándo les dan meriendas? ¿En qué consisten normalmente? ¿Diluyen los jugos con agua? Recuerda que la fruta
  natural entera es mejor para tu niño que tanto jugo. De
  cuatro a seis onzas de jugo son suficientes para un

preescolar. Un párvulo necesita menos. ¿Es el agua una de
las opciones?

- ¿A qué hora sirven el almuerzo? ¿En qué consiste el menú
  normalmente? ¿Cómo manejan el hambre variable de un
  niño? ¿Insisten en que hay que "limpiar el plato"?

- Si tu niña tiene alguna alergia, pregunta cómo se aseguran
  de que no le van a dar alimentos que no puede comer.

- Si tu niño aún toma mamadera/mamila/biberón, ¿lo van
  a tener siempre en brazos para cada comida? (¡Nada de
  biberones recostados o apoyados!) ¿Cómo le van a ayudar a
  aprender a beber de una taza?

- Si tu niña dice que tiene hambre fuera de las horas prescritas
  para la comida o la merienda, ¿qué sucede? Por lo general,
  los niños no dicen que tienen hambre. Lo que hacen es que
  se irritan o se portan mal. Las meriendas saludables a
  intervalos regulares son esenciales.

En las guarderías particulares, como cuando los cuidan

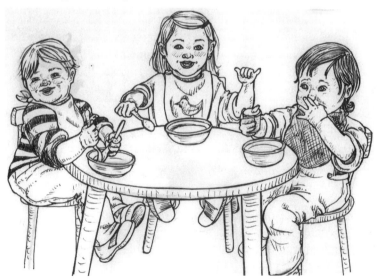

parientes o amigos, hacer todas estas preguntas puede ser algo dificultoso. Pasa ratos con tu niño en el lugar. Observa cómo enfrentan la alimentación y distintos aspectos de la disciplina. ¿Cómo se compara esto con lo que tú quieres para tu niño? Por ejemplo, ¿le dicen que si se come tal o cual cosa le van a dar "postre" después?

¿Qué tal si no quiere comer?

Recuerda la regla de las diez probadas. Dile que dé una probadita al alimento nuevo. Si no quiere más, está bien. Pero vuelve a ofrecerle una probadita cada vez que se sirve tal comida. Es posible que haya diez o quince probadas antes de que decida que le gusta.

¿Concuerda contigo en esto la persona que lo atiende? Si el niño se niega a comer, ¿qué pasa? En muchas familias existen opiniones muy fuertes acerca de ésta y otras prácticas relacionadas con la comida. Se pueden evitar muchísimas dificultades más adelante si las prácticas de la persona que lo atiende concuerdan lo más posible con las tuyas.

Cada familia y cada grupo étnico por lo general prefiere comidas específicas. ¿Va a encontrar tu niño esos platos conocidos en la guardería, por lo menos de vez en cuando?

¿Puedes prepararle el almuerzo para que tu niño lo lleve a la guardería?

Cuando los niños se separan de sus mamás, muchos no pueden comer bastante en el nuevo lugar. La comida se le debe ofrecer, pero la reacción del niño se debe respetar.

Cuando los niños empiezan a sentirse como en casa en su nuevo ambiente, su apetito aumenta y vuelven a sus hábitos alimenticios previos.

A la hora del almuerzo voy a la guardería. Ahí usan Hamburger Helper®, que tiene preservantes. Comen lo que es conveniente, pero ofrecen variedad, y lo hacen bastante bien.

Monique, 18 – Ashley, 5 meses

¿Tienes la oportunidad de visitar a tu preescolar a la hora de la comida durante los primeros días? Eso le ayudaría a acostumbrarse más rápidamente. Los niños más pequeños a lo mejor se sienten mejor si sólo le tienen que decir adiós a mamá una vez.

Tú podrías optar por llevar golosinas de vez en cuando para los niños de la guardería de tu niño, o tal vez te lo pidan, para celebrar el cumpleaños o cualquier otro día festivo. Recuerda que una "golosina" no tiene que ser siempre un "cupcake" con mucho azucarado y una bebida de fruta bien azucarada.

A casi todos los niños les gustarían pedacitos de melón y otras frutas más jugo diluido con agua. El día de San Patricio, por ejemplo, a lo mejor les intrigaría la leche coloreada de verde y gelatina sin azúcar coloreada también de verde y con frutas adentro. Para eso tienes la imaginación.

La comunicación es esencial

¿Cómo se comunica contigo la cuidadora de tu niño? A ti te tienen que decir cualquier cosa fuera de lo común que haya sucedido. También tienen que dialogar contigo sobre cualquier necesidad especial que puede tener tu niño durante el día.

Lo ideal sería que te dijeran lo bien que come el niño cada día. Posiblemente también te van a decir si el niño estuvo muy activo durante el día y si participó en las distintas actividades.

> *La gente de la guardería me da una lista de lo que come Jabari en el día. Ellos saben que sus comidas favoritas son las bananas y los duraznos, pero yo nunca lo he visto rechazar nada.*
>
> Abeni, 17 – Jabari, 16 meses; Abiba, 6 semanas

Si la comunicación entre tú y la(s) persona(s) de la guardería es incompleta, tienes que buscar una manera de que se comuniquen de manera regular. A lo mejor vas a tener que pedir una hora específica para conversar.

Guardería en la escuela

Habla con la cuidadora de tu niño sobre cómo quieres que le den de comer cosas saludables. Lo ideal sería que la cuidadora trabajara en conjunto contigo para enseñarle al niño sobre la nutrición y los alimentos saludables que debe comer diariamente.

Becky Escoto, maestra principal en Artesia Children's Center ABCUSD, Artesia, CA, se esfuerza mucho por instar a los niños a que coman mejor. "Cuando un niño habla de comprar soda si le dan su hamburguesa, le decimos: 'no, nada de soda con la hamburguesa. Pídele a tu mami que te dé leche con tu hamburguesa'.

"Les preguntamos: '¿Qué hiciste el fin de semana'?

'Ah, fuimos a Chuck E. Cheese®'

'¿Tomaste soda o leche?' Unos dicen soda, otros dicen leche.

De cuando en cuando una madre me dice: 'Becky, me dijeron que tienen que pedir leche. Que no deben pedir soda.'

'Ah, sí,' digo yo. Las madres pocas veces se incomodan".

Becky discutió el currículo de nutrición en el centro.

"En nuestras lecciones tratamos de la salud y de los alimentos, un poquito de MiPirámide. Un mes podemos dedicarnos a verduras y frutas. Otra vez incorporamos otra parte de MiPirámide. Y por supuesto que tenemos discusiones. ¿Qué constituye un buen alimento? ¿Qué constituye un mal alimento?"

Le preguntamos a Becky si los niños se comen lo que les sirven. Esto es lo que dijo:

"Los macarrones con queso desaparecen enseguida, y los burritos también. Cuando servimos arroz y un rollito de huevo, unos no lo comen pero a otros les encanta. Todos beben leche, aunque unos toman leche de soya y Lactaid® más leche de 2 por ciento.

Aquí tienen que tener una dieta balanceada, la cual proporciona el distrito. A menudo tienen ensalada o una ración de fruta con leche. Comemos zanahorias con aderezo de ensalada", concluyó Becky.

Las cuidadoras que atienden a niños pequeños por lo general tienen experiencia y son muy dedicadas a la buena atención que merecen los pequeñitos.

Que la cuidadora de tu hijo y tú trabajen en conjunto para que los días que pase en la guardería sean una experiencia alegre y sana para el pequeño y para ti.

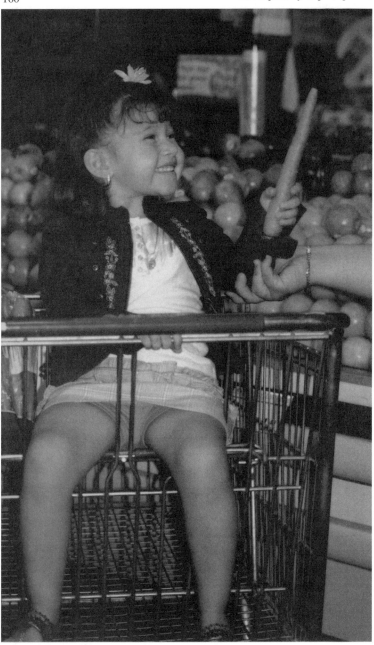

Le encanta ayudar a mamá a comprar la despensa semanal.

10

La despensa y tu presupuesto

Compra sólo lo que sabes que vas a cocinar. Prepara los alimentos de distintas maneras. Infórmate sobre la nutrición si quieres que tus hijos sean fuertes.

Yo no compro comida preparada. Me parece desagradable.
Chloe, 22 – Alyssa, 2; Denae, 1

Yo tengo que cuidar lo que gasto. Yo trabajaba, los dos trabajábamos, entonces yo dejé de trabajar, eso fue un cambio bien grande.

No tenemos que comprar los envases de jugo ni las meriendas preparadas.

Me parece que la comida chatarra cuesta demasiado.

Antes tomábamos mucha

soda. Un día nos pusimos a sacar la cuenta – cuánto
estábamos gastando en toda esa soda. Fue una cosa
un poco gradual, un asunto de dinero. "Mira cuánto
podemos ahorrar", y la dejamos de comprar.

Hannah, 23 – Mackenzie, 41/2

Cocina y ahorra

Los alimentos saludables y nutritivos pueden ser costosos.
Preparar la comida en casa toma tiempo. Es fácil entender por
qué muchos creen que ir a un restaurante de comida rápida o de
otra clase para muchas de sus comidas es una buena idea.

Naturalmente que comer afuera casi siempre resulta más caro.

Cuando yo vivía con mi mamá antes del primer
embarazo, mi mamá cocinaba y no comíamos afuera
muchas veces. Cuando me mudé me puse perezosa.
Era más fácil pedir una pizza o ir a un McDonald's®.
Pero si te pones a pensar, puedes comprar la despen-
sa de una semana casi que por lo mismo que te cuesta
una visita a McDonald's.®

Ukari, 19 – Kendall, 3

Servir en casa "cenas de TV" y otras comidas ya preparadas
casi siempre resulta en menos comida y los platos son menos
nutritivos que si los preparas "de la nada".

El tiempo y el dinero que gastas en comestibles y en preparar
y cocinar tu comida están bien invertidos. Tú puedes preparar una
comida más nutritiva y sabrosa. A lo mejor ni siquiera tarda más
si tomas en cuenta el tiempo que gastas en ir y venir del
restaurante, pedir la comida y esperar a que te sirvan.

Tres generaciones bajo el mismo techo

Posiblemente resides con tus padres o los padres de tu pareja.
Puede ser que te parezca que no tienes mucho que ver con las
opciones de comida en tu casa. Si éste es tu caso, a lo mejor
puedes ofrecer ayuda para planear las comidas, comprar la
despensa y preparar la comida. Si haces esto, puedes tener más

oportunidad de influir en lo que come tu hijo y en lo que comes tú.

Es probable que estés muy ocupada casi todos los días. Busca entonces comidas de preparación fácil, menús que puedes preparar en el poco tiempo que tienes. Las comidas sencillas bien planeadas pueden ser tan deliciosas y a veces hasta más nutritivas que los platos que toman mucho tiempo y esfuerzo.

Esas comidas sencillas pueden, definitivamente, ser más saludables y sabrosas que las comidas ya preparadas que se compran en el supermercado. También vas a ahorrar dinero si preparas las comidas tú misma.

Planes para la compra de la despensa

Bueno, ¿cómo compras la despensa sin caer en bancarrota en el proceso? En primer lugar, compra sólo lo que necesitas. Para hacer esto, mantén una lista de compras en un lugar donde tú y los demás puedan anotar lo que se necesita.

También sirve planear las comidas de una semana, por lo menos los platos principales. Si resides con tus padres, a lo mejor agradecen tu ayuda con esta tarea. Piensa en los días en que tienes tiempo para cocinar y los días en que todo el mundo va a estar de prisa. Piensa en cómo servir comidas saludables dentro de tus posibilidades económicas sin gastar más tiempo del que tienes. ¡Eso sí que es un reto!

Planea tu ida a comprar la despensa antes de salir de casa. Chequea los anuncios de varias tiendas que te queden cerca. Opta por la tienda que tiene ventas especiales que va a suplir tus necesidades de una manera mejor.

Si puedes ir al supermercado, es más económico que comprar en las tiendas de conveniencia. Las tiendas de conveniencia tienden a ser lo que dice su nombre – convenientes. Junto con la conveniencia, probablemente vas a pagar más por casi todo lo que compres. También es posible que la selección de alimentos sea más limitada y que los mismos no sean tan frescos como los que encuentras en muchos supermercados.

Asegúrate de no ir de compras con hambre. Si no, lo más probable es que compres cosas que te parecen buenas pero que realmente no necesitas.

Cuando vayas a la tienda, consigue los periódicos/anuncios que publica la tienda. Fíjate en los anuncios. A lo mejor hay algo en especial que concuerda con tu plan de comidas. Si el artículo no se deteriora fácilmente, puedes comprarlo ahora y guardarlo para el próximo plan que hagas.

¿Tienes calculadora? Valdría la pena que la llevaras contigo para que puedas ir sumando los costos a medida que agarras un artículo. Eso es bueno para que no te sobrepases del presupuesto para comidas.

Recuerda que por el mismo precio de una bolsa grande de papitas en "chips" y una cajita de galletas puedes comprar muchas frutas y verduras. Cuando regreses a casa, pon esas frutas y verduras en lugar accesible para meriendas. Tal vez hasta puedes preparar bolsitas plásticas con pasitas o vegetales crudos para que tu preescolar las lleve para su merienda.

Los cupones pueden ayudar

¿Recortas cupones? Puedes ahorrar dinero si usas cupones. Pero no compres algo sólo porque tienes un cupón de descuento – ten cuidado de comprar sólo lo que necesitas.

La clave para usar cupones bien es organizarlos. Podrías meter en un sobre los cupones para las clases de comidas que compras – comidas enlatadas, comida para bebé, cereales y panes, productos frescos, productos congelados, artículos para limpieza, etc.

Después que recortes cupones del periódico del domingo, la internet, o del correo, planea tus menús para la semana siguiente. Si tienes por lo menos un plan básico para comidas, tus compras saldrán mejor. Serás menos impulsiva para comprar cosas que no necesitas.

Yo uso la tarjeta del club en Vons®, que es como si tuviera cupones. Me parece que depende del lugar donde vas, si recortas o no recortas cupones.

Ukari

Si tu supermercado tiene su propia tarjeta, recuerda usarla. Por lo general, esa tarjeta da un descuento para ciertos artículos de los que tú necesitas.

Muchas de las cosas que se venden en las tiendas de abarrotes vienen en paquetes de marca famosa y otras tienen la etiqueta de la tienda. Los alimentos con marca de la tienda generalmente son más baratos que los otros. Por lo común, los productos de una marca y otra son casi lo mismo. Los productos de la tienda son casi siempre más baratos, por tanto, no hay razón para comprar la marca famosa. Lo cierto es que la marca de la tienda a veces viene procesada de la misma fábrica que procesa la marca famosa.

Casi todos los productos enlatados o empaquetados tienen un marbete o rótulo en la tablilla donde se encuentran para indicar el precio por unidad. Cuando hay varias marcas de lo que sea que necesites, sea comida, artículos de limpieza, papel higiénico, o cualquier otra cosa, fíjate en el precio por unidad. Los precios a menudo varían bastante entre una marca y otra. Por ejemplo, una onza de una marca puede estar a 7¢ y de otra marca, a 19¢. Estar alerta a estos rotulitos puede ahorrar dinero. Usualmente, las marcas más caras están al nivel de los ojos. Si tienes que alargarte o agacharte para alcanzar los artículos, a lo mejor ésos son más baratos.

Es mejor completar tus compras antes de llegar a la caja. Por lo general, alrededor de la caja hay muchos artículos que te

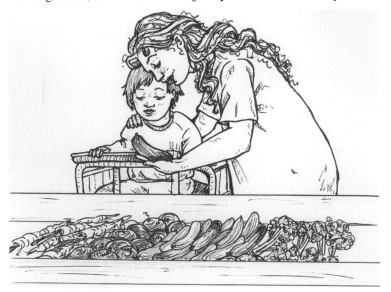

166 La despensa y tu presupuesto

pueden tentar a actuar impulsivamente, que se ven atractivos pero que no necesitas.

Compra de productos agrícolas frescos

Si lees los anuncios, te vas a dar cuenta que hay verduras y frutas en oferta, generalmente los de temporada. Es conveniente comprar esos alimentos porque probablemente cuestan menos. Esto también significa que más personas los compran y por eso van a volver a abastecer con frecuencia. La traducción: frutas y verduras más frescas.

Se recomienda comprar frutas y verduras/legumbres/vegetales que duren una semana más o menos. Se obtienen más vitaminas y minerales si esas cosas se comen cuando están frescas. Además, tienen mejor sabor.

Las verduras congeladas pueden costar más que las frescas, pero son fáciles de calentar y comer. Como las congelan rápidamente apenas las cosechan, retienen todas las vitaminas. Si las verduras frescas no parecen ser buena compra, fíjate si las congeladas te salen mejor.

Los alimentos saludables son caros. Yo trato de comprar sólo lo absolutamente necesario. Las frutas son caras. De hecho, todo es caro, especialmente los alimentos saludables.

Carlota, 18 – Luis, 41/2

Si puedes ir a un mercado de granjeros/feria libre, probablemente vas a encontrar frutas y verduras frescas a menos precio. El sitio de **www.mypyramid.gov** tiene una lista de mercados de granjeros/ferias libres en todo Estados Unidos. Después de escribir tu información personal (edad y sexo), haz clic en la tecla de "submit".

Haz clic donde dice "Tips" en la sección de frutas para esta información. Anda a "Buy fresh fruits in season" y haz clic. Busca y haz clic en "Find a Farmer's Market in Your State". Busca allí el mercado/la feria libre más cerca de ti.

Algunas personas prefieren comprar alimentos orgánicos, por ejemplo, alimentos cultivados sin plaguicidas ni otros productos

químicos innecesarios. Por lo general, los productos orgánicos
son más caros, pero posiblemente no en los mercados de
granjeros/las ferias libres. Si te alcanza el dinero, los productos
lácteos orgánicos son una buena opción.

Sugerencias para comprar carne

*Yo consigo WIC y ellos me dan leche, cereal y
jugos. Lo que me queda por comprar es carne, pollo,
los platos principales, arroz. No gasto tanto como me
imaginaba porque WIC ayuda muchísimo. A veces
tienen cupones para ferias libres.*

Ukari

La carne es una de las cosas más caras en la lista de comestibles. Los cortes de carne varían mucho. La carne con etiqueta
que dice "round" es más dura, pero tiene buen sabor para muchas
cosas. "Round" y otras carnes más baratas para asar son buenas
cuando se cocinan a fuego lento con salsas y condimentos en una
olla o en "crock-pot".

Si te alcanza el dinero, compra carne molida con un contenido
graso de 10 a 15 por ciento. La carne molida con más alto contenido graso no es muy buena ni para ti ni para tu familia.

Si el precio es razonable, es mejor comprar carne molida
fresca que ya empaquetada. La calidad y la condición tienen que
ser mejores. Siempre debes cocinar muy bien la carne molida.

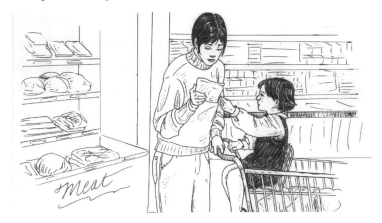

Cerdo, aves y pescado

Las chuletas de cerdo con etiqueta "center cut" tienen muy buen sabor pero cuestan más. El corte llamado "tenderloin" es un corte muy delicado pero caro. Las chuletas marcadas "end" y "shoulder" requieren más tiempo y paciencia para quitar todo el tejido conectivo duro y la grasa. Esta carne es buena para sofritos cuando ya está limpia de grasa.

Las "back strips", si las encuentras, son las menos caras. Éste es corte de alta calidad y fácil de cocinar.

El jamón es a menudo muy económico en el invierno y la primavera, cerca de los días festivos. Los pavos/guajolotes también tienden a ser buena compra cerca de las fiestas en otoño e invierno.

El pollo es generalmente menos caro que la carne de res y comprar un pollo entero es usualmente más barato que un paquete de pechuga, patas y muslos ya partidos.

El pescado debe formar parte de una dieta saludable. El pescado es alto en proteína y bajo en grasas saturadas y contiene importantes ácidos grasos. Como ya se ha dicho, el riesgo de la contaminación por mercurio es mayor en el pez espada, el tiburón, la caballa gigante y el lofolátilo, si bien es cierto que todos los peces contienen algo de mercurio.

Opta por otras clases de mariscos tales como camarones, salmón, tilapia, bagre y atún "light" en lata. Como ya se ha dicho, está bien comer semanalmente dos o tres raciones de estos pescados.

Ni el pescado fresco ni el congelado se mantiene bien mucho tiempo. Si tienes alguna duda sobre la condición de un pescado, no lo comas. El pescado crudo se daña rápidamente.

Casa de dos familias

Yo vivo con los padres de mi esposo. Cocinamos para nosotros a veces, y comemos con ellos otras veces. Por lo general, mi esposo y Kendall y yo comemos juntos, pero los otros no.

A veces los otros chiquillos quieren parte de nuestra comida y no hay suficiente. Yo les doy un poquito porque me siento mal si no les doy. Es un poco difícil porque tengo sólo lo suficiente para comprar para nuestra familia. Y a veces se meten en mi refrigerador.

Trato de no decir nada porque no quiero peleas con la mamá de ellos. A veces mi hija hace lo mismo – se mete en las cosas de ellos y yo le digo que no lo haga. Casi siempre saben respetar mis cosas.

Es difícil compartir una casa y tratar de comprar comida. Yo tengo mi propio refrigerador y ellos tienen el de ellos, y cada uno tiene su microondas.

Ukari

Residir con otra familia tiene complicaciones adicionales. ¿Compra cada persona (madre/padre, niño) su propia comida? ¿Cómo la mantienen separada? Ukari por lo menos tiene su propia refrigeradora. Si todo está en una sola refrigeradora, por lo normal, las familias designan una tablilla o varias tablillas para cada familia.

Si cada familia cocina para sus miembros, un horario para la cocina puede ser útil. O si no, los adultos se pueden turnar para cocinar para las familias combinadas. A lo mejor convendría experimentar con distintos sistemas hasta encontrar el que mejor funciona para todos.

Tu párvulo puede ayudar

Que tu párvulo te ayude a hacer las compras. Ten cuidado de sentarlo bien seguro en la canasta del carrito del supermercado. Él puede llevar un artículo irrompible, o hasta dos – tal vez una bolsa de zanahorias o una lata de frijoles refritos o volteados. Tal vez le interese ayudarte a cocinar algunas de las cosas de la compra. En el capítulo 11 hay recetas con las que puede ayudar un niño.

¿Qué opciones le puedes dar mientras estás de compras? ¿Puede él decidir si deben comprar uvas o mangos? ¿Pollo o carne molida? Probablemente le va a entusiasmar comerse la buena comida que él ha ayudado a comprar. *¡Tremendo equipo!*

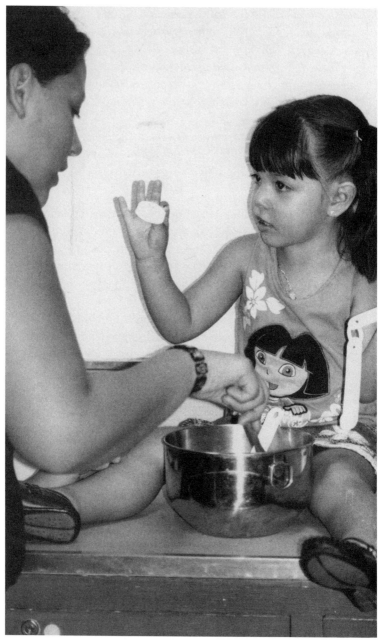

Le encanta ayudarle a mami a cocinar.

11

A cocinar con mami

Andrea siempre cocina conmigo. Es nuestra pequeña Betty Crocker.

Tiene su propio delantal, decorado por ella misma, y su escalerita. Ya sabe desplazarse en la cocina.

Siempre andamos comiendo bananas. A Andrea le gusta prepararlas.

Primero desmenuza las nueces. Las echamos en una bolsa y ella las amasa con un rodillo.

Después pela la banana y la envuelve con las nueces. Le encanta cocinar.

Vanesa, 19 – Andrea, 4;
Josefina, 8 meses

Deja que te ayude

Hasta un párvulo puede ayudar a mami o papi en la cocina. Puede lavar la lechuga y la fruta. Es más, a ti se te van a ocurrir muchas otras maneras en que te puede ayudar a "cocinar".

Las siguientes recetas incluyen varias que el niño puede preparar casi por completo sin ayuda. ¿Es caprichoso o melindroso para comer? Casi todos los niños quieren comer lo que ellos mismos han preparado.

Procura que esto sea siempre divertido. Aún no tiene suficiente edad para encargarse de la cocina ni para cocinar cuando se le pida. Pero cocinar con mamá o papá puede ser una experiencia que crea fuertes lazos para todos los involucrados. También puede ser muy divertido:

Para una de nuestras fiestas hicimos el decorado con vegetales – brócoli para árboles-- en un plato de cartón. Los chicos decoraron sus propios platos.

Pintas el tronco de color marrón con pintura comestible, pinta uvas de marrón para rocas, chícharos para piedritas.

Un chico hizo un dinosaurio con uvas y una habichuela verde para la cola.

Cuando la pintura se seca, lo sostiene todo como si fuera pegamento.

Vanesa

Si eres muy ordenada, a lo mejor tienes que respirar profundo y relajarte – por lo general los niños forman un desorden cuando cocinan.

Con los años, le vas a enseñar a limpiar lo que ha ensuciado porque eso es parte de la cocina. Por ahora, pronto va a estar dispuesto a ayudarte con la limpieza, si lo considera divertido.

Dejar que los párvulos y los preescolares cocinen no va a hacer que tus tareas sean más fáciles. Por supuesto que tú puedes preparar todos esos platos más rápidamente si lo haces sola, pero no se trata de eso.

Es importante para el desarrollo del niño que trabaje contigo cuando quiere.

Enfoque en la seguridad

La seguridad es un asunto importante.

Los niños menores de tres años tal vez no deban cocinar nada caliente. Sí pueden observar el procedimiento y ayudar a preparar los ingredientes, pero tú debes ser quien cocine.

Los preescolares aprenden mejor cuando cocinan algo fácil y rápido, como huevos revueltos. También pueden usar una tostadora para tostar el pan, pero tienes que tener cuidado de que el niño o la niña no toque la tostadora.

Lo mejor es empezar con cosas sólidas (como los huevos) porque los líquidos se riegan al instante cuando se derraman. Los líquidos calientes pueden causar quemaduras en gran parte del cuerpo de un pequeño.

Tu niña puede decidir qué preparar, ayudarte a hacer una lista, ir de compras contigo. Puede lavar frutas y vegetales. Puede sacar las tazas y las cucharas de medir, etc.

Todas estas cosas no presentan peligro para un niño de cualquier edad siempre y cuando no haya nada de vidrio. Los niños menores de cinco años no deben usar la batidora eléctrica. Aun de más edad, tienes que supervisarlos bien de cerca.

Mackenzie ayuda en la cocina todos los días. Es una chica de listas. Primero, hacemos una lista de lo que necesitamos y ella saca un enorme tazón. Yo le leo la lista y ella lo busca todo. Después empezamos a mezclar.

Normalmente picamos los vegetales para empezar. Tenemos un cuchillo que no es peligroso para niños, se supone que es para lechuga, pero ella lo usa para todo. Es plástico.

Me ayuda a picar las cosas. Me ayuda a medir—lo que me parece bueno porque así aprende un poco de matemáticas. Y allí arrancamos.

Nunca la dejo hacer nada en el horno o la estufa.

Hannah, 23 – Mackenzie, 41/2

Asegúrate de que todas las "cocineras" y los "cocineros" se laven las manos antes de empezar. A los niños les encanta lamer las cucharas y espátulas que se usan. ¡Qué divertido! Eso sí, ten cuidado de que esa misma cuchara o espátula no vuelva a la comida que estás preparando. Los niños que tienen tos y goteo nasal no deben participar en la preparación de comidas. Lo que pueden hacer es poner la mesa.

Para empezar a usar el cuchillo, lo más seguro es un cuchillo pástico de los que vienen con la comida rápida o se pueden comprar en paquetitos en la tienda. Esos cuchillos tienen la punta roma y aserrada (borde mellado) para cortar o partir mejor.

Si se prende fuego en la cocina cuando estás cocinando, lo mejor es cubrirlo rápidamente y apagar el quemador (la hornilla). Aléjense tú y tu niño o niña del peligro y llama al 911 si necesitas ayuda.

Nunca salgas de la casa mientras hay algo cocinándose. La única excepción es la "slow cooker", una olla eléctrica para cocinar por mucho tiempo a temperatura baja. Sigue las

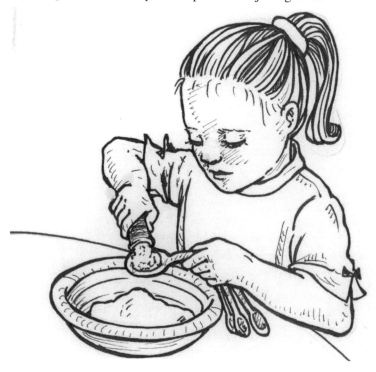

instrucciones para la olla.

Lleva el teléfono a la cocina antes de empezar a cocinar para que no tengas que salir de allí. Nunca dejes a tu niño o niña en la cocina sin supervisión, aunque sea unos minutitos.

Si la pequeña revuelve algo en la cocina, tienes que estar a su lado. Tú conoces a tu hija, así que puedes saber sus asuntos de seguridad.

La niña necesita un banquito fuerte para pararse cuando está trabajando en la cocina contigo. O si no, puede trabajar sentada a la mesa de la cocina, en su asientito elevador o en la silla alta. A lo mejor te quiere ayudar a lavar la vajilla y para eso necesita su banquito.

> *Mackenzie me ayuda con los platos. Yo los lavo y ella los enjuaga y los apila en el secador. Nosotros usamos platos normales y ella también lo ha hecho desde hace como un año.*
>
> *Es como mi pequeña Cenicienta. Me pregunta: "¿Puedo limpiar el piso?"*
>
> *Yo le digo: "Sí, dale nomás" y ella canta entonces una canción de Cenicienta mientras limpia.*
>
> *Siempre me pregunta qué puede hacer. A mí me parece que mucha gente no tiene el tiempo – a veces se tarda un poquito más que si lo hiciera yo sola, pero eso no importa.*
>
> Hannah

Meriendas para preparar juntos
Ramilletes de coliflor
1 cucharadita de aceite de oliva
2 cucharaditas de mantequilla
coliflor en trocitos que parecen flores

Echa el aceite de oliva y la manequilla en una sartén de Teflon®. Si lo prefieres, puedes usar 3 cucharaditas de aceite de oliva y no mantequilla. Pica las cabezuelas de coliflor como si fueran flores y sofríelas.

Batido de Mackenzie

Lo que hacemos lo hacemos casi siempre como a media mañana, a las 11 hacemos un batido. Lo primero es que tienes que tener una licuadora de muy buena calidad. Nosotros tomamos un batido todos los días.

Yo nunca guardo mi licuadora. Es probable que la usemos más de una vez al día. Es un artículo permanente en mi mostrador. El batido es fácil de preparar. Mackenzie prácticamente lo puede hacer sola.

yogur natural
un poquito de jugo
cualquier clase de fruta que prefieras

Pica las frutas, como fresas frescas. Nosotras usamos todo. A veces echamos unos cubitos de hielo.

A veces me tomo una ducha y cuando salgo Mackenzie me dice: "mami, ya tengo todas las cosas en la licuadora".

Yo le digo: "no presiones el botón todadvía" y ella me contesta: "OK".

Es fácil, muy poco reguero. Yo vacío la licuadora, le echo un poquito de jabón y agua, la pongo a andar y queda limpia.

Hannah

"Dip" de frijoles

1/3 de taza de frijoles refritos/volteados enlatados
queso cheddar rallado/guayado
"chips" o galletas

En un tazón bastante llano, echa aproximadamente 1/3 de taza de frijoles refritos/volteados enlatados. Con un tenedor, aplasta los frijoles en el fondo del tazón. Si el juego es más importante que el hambre, esto puede tardar un rato.

Espárcele encima el queso rallado/guayado. Pon en el microondas a temperatura alta unos 45 segundos. Saca el tazón y coloca un círculo de "chips" o galletas alrededor del borde para que parezca una flor.

"Trail Mix" para varios usos

1 taza de cereal de trigo integral (Life®, Cheerios® o Chex®)
1 taza de "pretzels" en pedacitos
1/4 de taza de piñones, almendras rebanadas o pepitas de girasol
1/2 taza de mezcla de galletas de arroz
opcional: pasitas, albaricoques secos picaditos o arándanos secos

Echa todos los ingredientes en un tazón grande. Mézclalos. Guarda en un envase sellado o una bolsa grande con cierre. Mete una taza de medir de 1/4 de taza en el recipiente o la bolsa. Si tienes prisa, echa 1/4 de taza en una bolsita plástica para un párvulo y 1/2 taza para un preescolar. Con una taza de leche en una taza que no se derrama, esto es un buen desayuno al paso. También es muy bueno para llevar cuando vas de compras.

Prueba con distintas combinaciones de ingredientes. Que el niño los seleccione y mezcle. Que le agregue frutas secas como pasitas, albaricoques secos picaditos o arándanos secos, pero tú debes sacar los ingredientes secos del recipiente en que se encuentran. (Si mezclas estos ingredientes antes de tiempo, la mezcla va a estar húmeda.)

"Trail Mix" de Vanesa

Nosotros vamos de caminata y pesca con frecuencia y hacemos "trail mix" para llevar. Yo tengo un deshidratador y lo hacemos con nueces, arándanos, pasitas, bananas, fresas, kiwi, casi todo es fruta.

Vanesa

Bolitas de luna

1/3 de taza de mantequilla de maní/crema de cacahuate
2/3 de taza de leche seca o Nido
1/3 de taza de miel de abeja

Mezcla todos los ingredientes y forma bolitas. No des esto a niños menores de un año por la miel de abeja.

Merienda tostadita a la ligera
1 pan pita de trigo integral
1/2 taza de hummus*

Calienta el horno a 350° F.
Parte el pan pita en 8 triángulos. Abre cada triángulo. Coloca los pedazos en una bandeja de hornear, en una sola capa. Mete la bandeja en el horno unos 10 minutos. Echa hummus en un platito con los pedacitos de pan pita tostados alrededor. ¡Disfrútalo!

* Hummus es un "dip" de frijol hecho con garbanzos. Si no lo encuentras en la tienda, usa "dip" de frijoles o salsa. Esto también es muy bueno con crema agria baja en grasas con piñón picadito.

"Pretzels"
Ésta es una receta muy popular entre niños de toda edad y se puede hacer en una hora. Sugiere a los niños que hagan "pretzels" de varias formas. Que dejen volar la imaginación. Tal vez hasta podrían hacer algunos en forma de animales.

1 paquete de levadura   **11/2 tazas de agua tibia**
1 cucharada de azúcar
4 tazas de harina
1 huevo batido (dejar a un lado)
1 cucharada de sal
sal gruesa
rocío de aceite

En un tazón grande, mezcla la levadura, el agua, el azúcar y la sal. Echa y revuelve la harina. Coloca en una mesa enharinada o tabla de hacer pan (artesa) y amasa hasta que la masa esté lisa. Dale a la masa las formas imaginarias que quieras para hacer los "pretzel".

Colócalos en una bandeja/charola rociada con aceite o cubierta con papel pergamino. Báñalos con el huevo batido usando una brochita. Rocíalos con sal gruesa.

Hornea a 425ª F por unos 15 minutos o hasta que estén tostaditos.

Se sirven con "dip" de queso o con mostaza.

Pepitas de calabaza tostadas

Saca las semillas de una calabaza grande. Límpialas de hilazas o barbas en un tazón de agua tibia. Deja escurrir las semillas en una toalla. Pásalas a una bandeja/charola de hornear y hornéalas a 350° F hasta que estén tostaditas. Merienda deliciosa, de altas proteínas y minerales.

Comidas a la ligera para niños

Sugerencias para meriendas y almuerzos a la ligera:

- Sándwiches de mantequilla de maní/crema de cacahuate, si se quiere, a la plancha.

- Mantequilla de maní/crema de cacahuate untada en galletas.

- Sándwich de queso derretido en pan de trigo o tortilla integral, o molletes ingleses con vegetales frescos o frutas.

- Quesadilla. (Coloca el queso entre dos tortillas. Calienta en una sartén, a la plancha o en el horno.)

- Macarrones con queso o espagueti con guisantes/chícharos.

- Tortellini secos cocidos en salsa de espagueti preparada. Echa unos cuantos tomates/jitomates frescos, zanahoria rallada/guayada o habichuelas verdes/ejotes para una comida completa en un solo plato.

- Prepara pasta de distintas formas. En los mercados a menudo hay pasta de formas correspondientes a las fiestas.

- Yogur con cereal y fruta

- Pizza de mollete inglés

- Manzanas con mantequilla de maní/crema de cacahuate

- Meriendas a la ligera

  √ palomitas de maíz ("popcorn" –no para párvulos por riesgo de atorarse)

  √ cereal seco

  √ nueces con pasitas

  √ chícharos/guisantes congelados

¿Tienes a alguien a quien no le gustan los sándwiches?
Puedes cortarle la corteza al pan a ver qué pasa. Si no usas la
corteza para hacer cubitos de pan tostado o relleno para aves,
échasela a los pajaritos.

Sol de salsa de manzana de Leanne
Salsa de manzana
Rebanadas delgadas de queso americano
Pasitas

Prepara un plato llano de salsa de manzana, con rebanadas
de queso americano alrededor en forma de rayos. Haz una carita
feliz con las pasitas.

En términos generales, a los chicos les encantan las
caritas felices y los corazones en su comida o con su
comida. Puedes conseguir gran variedad de tazones y
platos con forma de corazón—a precios baratos—en la
tienda de segunda mano.
A Leanne le encanta servirse sus propias bebidas
como lo hace en la escuela Montessori. También puedes
conseguirle gran variedad de jarras pequeñas y jarritos
para crema en una tienda de segunda mano.

Betty Sue, 18 – Leanne, 4

Huevos revueltos de Rachel
Kylie le encanta ayudarme a preparar huevos
revueltos. Le gusta sacar los ingredientes y me puede
ayudar a revolver cuando yo estoy a su lado.

Rachel, 19 – Kylie, 41/2; Terry, 2

Cocina huevos revueltos con zanahorias ralladas/gualladas,
unos cuantos guisantes o cualquier verdura cocida sobrante. Que
tu preescolar revuelva los huevos (con tu supervisión constante).
Haz algún diseño con los vegetales. El queso rallado/guallado
es muy bueno para ponerle cabello a una "carita" vegetal.

Platos principales que ella te puede ayudar a preparar
Molde de jamón con queso de Andrea

1 libra de masa para pizza congelada
8 onzas de jamón o pavo de la deli   1/4 taza de mayonesa
1 taza de queso cheddar rallado/guayado
1 huevo batido   1 cucharada de queso parmesano

Calienta el horno a 350° F. Coloca la masa descongelada en una superficie ligeramente enharinada. Aplasta con las manos. Amasa en forma de rectángulo con el rodillo de amasar.

Cubre en forma pareja con jamón, dejando un borde de 1/2" por todo el derredor. Mezcla el queso cheddar con la mayonesa y unta la mezcla a todo el jamón. Humedece los bordes de la masa con agua. Empieza por uno de los lados a lo largo de la masa, dobla una tercera parte de la masa sobre el relleno. Repite después con el otro lado de la masa. Aprieta firmemente los bordes de la masa para juntarlos y sellarlos.

Coloca en una bandeja/charola para hornear ligeramente engrasada, con la juntura hacia abajo. Haz pequeños cortes diagonales en la parte superior de la masa. Baña parejamente con el huevo batido y una brochita. Rocía queso parmesano por encima.

Hornea de 35 a 40 minutos hasta que se vea dorado. Deja enfriar 10 minutos antes de partir. Pártelo en rebanadas.

Andrea prepara casi todo este molde de jamón con queso. De veras que se desenvuelve muy bien en la cocina. Tiene su propio delantal que ella misma decoró, y su propia escalerita.

Vanesa

Panecillos para cena festiva

Para todas los días festivos compramos la masa de pan congelada, la descongelamos y le damos la forma de determinado día festivo (corazones para San Valentín, pavos/guajolotes para Acción de Gracias, arbolitos de Navidad, etc.). Esto es una actividad divertida para toda la familia. Sigue las instrucciones en el paquete después que le das forma.

Betty Sue

Lasaña de Evelyn

Si vas a usar hongos/setas/champiñones, tu niño puede empe-
zar a picarlos con un utensilio sin aserrar, un cuchillo con punta
redondeada. Josephine siempre ha estado encargada de picarlos.
Le encanta hacerlo y, tal vez porque repasamos medidas básicas
de seguridad, nunca se ha hecho daño.

1 lata o frasco de salsa para espagueti (261/2 oz)
1/2 latao frasco de agua

Calienta el horno a 350° F.

Calienta los ingredientes de arriba en una ollita. Si lo deseas,
puedes suplementar con alguna de las cosas siguientes:

1/2 taza de pimentones rojos, picados
1 taza de champiñones/setas/hongos rebanados
1/2 cucharadita de anís en grano
otros vegetales/legumbres/hortalizas/verduras
carne cocida

Prepara el relleno de queso en un tazón grande:

2 tazas de requesón bajo en grasa (la mitad puede ser
**   queso ricotta semidescremado)**
2 tazas de queso mozzarella bajo en grasa, rallado/guayado
1 cucharadita de ajo
1/8 cucharadita de pimienta negra

También puedes agregar a la mezcla de queso dos tazas de
vegetales cocidos tales como espinaca o brócoli.

Arma la lasaña en un plato de hornear de 10" x 14" de la
siguiente manera:

Cubre el fondo del plato con la mitad de la salsa. Luego
coloca una capa de lasaña cruda encima de la salsa. Cubre con
todo el relleno de queso.

Coloca una segunda capa de lasaña encima. Échale el resto de
la salsa. Ten cuidado de que toda la pasta quede cubierta con la
salsa. (La cantidad de salsa va a variar, según los vegetales que
se agreguen. Si la salsa no alcanza, echa un poquito de agua.)
Rocía queso parmesano. Cubre con papel de aluminio.

Hornea durante 40-55 minutos.

Pizza de pan

panecillo duro o mollete inglés abierto
salsa para espagueti o para pizza
queso rallado/guayado (a opción): mozzarella,
   cheddar, jack
coronamiento (a opción): tomates/jitomates, setas/
   champiñones/hongos, cebollas, pepperoni

Calienta la parrilla del horno.

Que tu niño coloque la pizza en una bandeja/charola de hornear. Cubre con salsa, luego rocía queso y coronamiento. Asa 2+ minutos, según sea necesario.

Notas sobre el queso

El queso a menudo es un alimento popular por su sabor y su conveniencia. A los pequeños les gusta y en los restaurantes el menú para niños muchas veces ofrece queso ya sea en un sándwich de queso derretido o en macarrones con queso. Como un niño pequeño come cantidades pequeñas, es una buena fuente de proteína para fuerza y desarrollo cerebral y un sustituto para leche cuando no la hay o al niño no le interesa la leche durante un tiempo.

Pero en raciones para adultos, el queso es alto en grasa y sodio. Ambos ingredientes causan problems de aumento de peso y pueden perturbar el equilibrio en tu patrón de buena nutrición si los comes muy a menudo.

Como ya se ha dicho en el capítulo 1, el queso más saludable para una embarazada es requesón o ricota de baja grasa. El queso mozzarella tiene un poco menos de grasa y sodio, pero se debe comer con moderación.

Éste y todos los quesos tienen más de 30 por ciento de grasa si no compras el sin grasa.

Así pues, cuando comes queso común y corriente, debes tener cuidado de redondear la comida con alimentos bajos en grasa y sodio, como verduras y frutas así como panes de grano integral, pasta, tortillas o pita.

También te puede ayudar con los postres

¿Sabes cómo puedes usar esos jugos concentrados de frutas? Nosotros hacemos paletas.

Preparamos gelatina de la manera normal, después le echamos frutas como arándanos secos a la mitad. Después echamos encima el resto de la gelatina.

Si puedes preparar comidas de diferentes maneras, creo que a tus hijos les va a gustar.

Por ejemplo, frijoles—si te das cuenta que le gustan, le das una galleta vieja y seca, no hay comparación.

Vanesa

Granita

Ésta es una golosina favorita para el verano. Es fácil de preparar, no tiene grasa y sabe a "raspao"/ "piragua"/"nieve". Debes quedarte en casa un rato cuando la haces.

1 taza de agua
1/3 de taza de azúcar
2 tazas de tu fruta preferida

Echa la fruta en la licuadora y licúala hasta que quede aguada como una sopa.

Echa el agua y el azúcar en una ollita y cocina 5 minutos.

Agrega la fruta al agua azucarada y revuelve.

Vacíala en un recipiente de metal llano. (Un molde de bizcocho o pastel de 9" x 13" funciona bien).

Métela en el congelador.

A los 30 minutos, raspa la mezcla con un tenedor. Haz lo mismo tres veces. Después, échala en un tazón y vuelve a meterla en el congelador por una hora.

Sácala y sírvela en platitos hondos. ¡A disfrutar!

Pudín o budín instantáneo

Esta receta puede ser muy gratificante como primera experiencia culinaria. Tu niña lo puede hacer todo por sí misma. Debe sacar un tazón antes que nada, abrir el paquete, echar el contenido en el tazón. Va a necesitar unos minutos para jugar con la mezcla.

1 paquete de pudín/budín instantáneo   2 tazas de leche

Echa una taza de leche y revuelve muy bien para evitar que se le formen grumos o se empelote. La pequeña puede usar distintos utensilios para revolver, como un batidor, un tenedor o una cuchara. Sigue las instrucciones del paquete.

Si te preocupas porque todo se va a ensuciar, usa el de vainilla. Si ella quiere, puede rociarle pedacitos de chocolate al servirlo.

Galletas de vaquero

Ésta ha sido una receta favorita de la familia por varias generaciones. Es una magnífica receta para principiantes porque casi todas las medidas son de taza completa, cosa fácil para los pequeños. Aprenden a esponjar la harina, apretar el azúcar morena y después, aplanar con un cuchillo/filo.

Por lo general, Josephine tiene su propia área de trabajo donde se siente bien midiendo las cosas sobre una esterilla flexible. Así es fácil vaciar el sobrante en el recipiente.

1 taza de mantequilla   1 taza de azúcar morena
1 cucharadita de vainilla
1/2 taza de harina de trigo integral
1/2 cucharadita de sal   2 tazas de avena
1 taza de azúcar   2 huevos
1 1/2 tazas de harina
1/2 cucharadita de levadura en polvo
1 cucharadita de bicarbonato de sosa o soda
1 taza de pedacitos de chocolate

Combina la mantequilla, las azúcares, los huevos y la vainilla. Agrega los ingredientes secos. Mezcla bien. Agrega la avena y el chocolate. Hornea en bandejas de hornear engrasadas, a 350° F, por 8-10 minutos. Rinde 5 docenas.

Comer por salud y placer

A través de todos estos capítulos hemos tratado de presentar ideas y sugerencias para que tú y tu niño adquieran hábitos alimentarios saludables. Esto es importante, por supuesto, pero estamos convencidas de que comer la misma cosa todos los días aburre muy pronto.

Lo mismo puede suceder con las comidas rápidas. Aunque te gusten mucho las papas fritas, la soda y las hamburguesas gigantes, te vas a sorprender de lo placentero que puede ser comer buenas comidas saludables.

Por eso es que te instamos a que sirvas una amplia variedad de comidas saludables y apetitosas para tu niño y el resto de la familia. Tenemos la certeza de que esto es esencial para una salud óptima. ¡También somos de la opinión que vas a descrubrir que la comida saludable puede ser absolutamente deliciosa!

Disfruta de tu planificación de comidas, la compra de la despensa, de cocinar (a veces con la ayuda de tu niño o niña) y, en especial, disfruta de la buena comida que sirves. Está en tus manos hacer la vida más satisfactoria para ti misma y para tu familia.

Bibliografía

La siguiente bibliografía contiene libros, sitios en la red ("websites") y referencias para revistas que pueden interesar a madres y padres jóvenes. Se dan precios para cada libro, pero como los precios cambian tan rápidamente, llama a una librería cercana o de la internet, o al departamento de referencia de la biblioteca pública para verificar el precio en este momento así como la dirección antes de hacer un pedido de un libro. En las páginas 195-196 hay una hoja de pedido para las publicaciones de Morning Glory Press.

Andrews, Sam S., M.D. et al. *Sugar Busters! for Kids.* 2001. 220 págs. $23.95. Ballantine Books.
Presenta buenos artículos contra la comida chatarra y los dulces – inclusive sodas/gaseosas, papas fritas, caramelos y cereales azucarados.

González, M.D. *My Child Won't Eat! How to Prevent and Solve the Problem.* 2005. 183 págs. $12.95. La Leche League International.
Buena discusión sobre el dar de comer a los bebés "a pedido" – inclusive no forzarle a comer comida sólida así como el pecho o el biberón. ¡El bebé es quien sabe!

Kalnins, Daina y Joanne Saab. *Better Baby Food: Your Essential Guide to Nutrition, Feeding and Cooking for Your Baby and Toddler.* 2001. 256 págs. $18.95. Robert Rose Pub.

*Información general sobre nutrición, lactancia, fórmulas y las primeras
comidas sólidas del bebé. Recetas para desayuno, almuerzo, cena,
meriendas y postres para niños de seis a dieciocho mesas.*

La Leche League International. **The Womanly Art of Breastfeeding:
Seventh Revised Edition.** 2004. 480 págs. $18.00. Plume.
*Durante casi cincuenta años, las madres que han estado en contacto con
La Leche League han encontrado toda clase de información y el apoyo que
necesitan para dar el pecho a sus bebés. Este libro ofrece la misma clase
de ayuda.*

Lansky, Vickie y Kathy Rogers. **Feed Me – I'm Yours.** 2004. 143 págs.
$18. Meadowbrook, Inc.
*Un excelente libro de cocina para madres y padres nuevos. Muchas recetas
para preparar comidas"de la nada" para bebés. Incluye también
instrucciones para manualidades de la cocina.*

————————————. **Taming of the C.A.N.D.Y. Monster:
Continuously Advertised Nutritionally Deficient Yummies: A Cook-
book.** 1999. 165 págs. $9.95. Book Peddlers.
*Guía práctica con recetas fáciles y deliciosas. Contiene pasajes concisos,
graciosos e informativos así como ideas alimentarias comprobadas.*

Leach, Penelope. **Your Baby and Child from Birth to Age Five.**
Revisado. 1997. 560 págs. $20. Alfred A. Knopf.
*Un libro de absoluta belleza repleto de información, muchas fotos a color y
dibujos adorables. Guía amplia, autorizada y con extraodinaria sensibilidad
para nutrición, cuidado y desarrollo del niño.*

Lindsay, Jeanne Warren. **The Challenge of Toddlers y Your Baby's First
Year (Teens Parenting Series).** 2004. 224 págs. c/u. Rústica, $12.95
c/u; empastado, $18.95 c/u. Morning Glory Press. 888.612.8254.
*Libros sobre crianza especialmente para madres y padres adolescentes.
Numerosas citas de adolescentes que comparten sus experiencias. Incluye
capítulos sobre la alimentación de bebés y párvulos. **The Challenge of
Toddlers** y **Your Baby's First Year** están disponibles en versión regular y
edición de lectura fácil. También hay versión en español: **El reto de los
párvulos** y **El primer año del bebé,** respectivamente.*

————————————. **Teen Dads: Rights, Responsibilities and Joys (Teens
Parenting Series).** 2001. 224 págs. $12.95. Morning Glory Press.
*Una guía práctica especialmente para padres adolescentes. Ofrece ayuda
para la crianza desde la concepción hasta los tres años, inclusive infor-
mación sobre la alimentación. Muchas citas y fotos de padres adolescentes.
Para ayuda detallada sobre la enseñanza, ver **Teen Dads Comprehensive
Curriculum Notebook** ($125 c./u.)*

————————————y Jean Brunelli. **Nurturing Your Newborn: Young
Parent's Guide to Baby's First Month. (Teens Parenting Series).**

2005. 95 págs. $7.95. Disponible en edición regular, edición de lectura fácil y versión en español (***Crianza del recién nacido***). Morning Glory Press.

*Enfoca período de posparto. Ideal para madres adolescentes después del alumbramiento. Para ayuda detallada sobre la enseñanza, ver **Nurturing Your Newborn/ Your Baby's First Year Comprehensive Curriculum Notebook** ($125)*

_____, _____. ***Your Pregnancy and Newborn Journey* (Teens Parenting Series).** 2004. 224 págs. Rústica, $12.95; empastado, $18.95. Disponible en edición regular, edición de lectura fácil y versión en español (***Tu embarazo y el nacimiento de tu bebé***). Morning Glory Press.

Libro dedicado a la salud de adolescentes embarazadas. Incluye sección sobre lactancia, sobre el cuidado del bebé y un capítulo para padres.

_____y Sally McCullough. ***Discipline from Birth to Three.*** 2004. 224 págs. Rústica, $12.95; empastado, $18.95. Versión en español: ***La disciplina hasta los tres años.*** Morning Glory Press.

Guía para madres y padres adolescentes para ayudar a prevenir problemas disciplinarios con los niños y para enfrentar los problemas cuando ocurren.

MELD Parenting Materials. ***Nueva Familia: Seis libros en inglés y español. Baby Is Here. Feeding Your Child, 5 months-2 years, Healthy Child, Sick Child. Safe Child and Emergencies. Baby Grows. Baby Plays.*** 1992. $10 c./u. MELD, Suite 507, 123 North Third Street, Minneapolis, MN 55401. 612/332-7563.

*Libros de muy fácil lectura repletos de información. Preparados especialmente para familias mexicanas y mexico-americanas, pero **excelentes** para cualquier persona de alfabetización limitada. Pedir a MELD catálogo de materiales para padres de edad escolar.*

Renfrew, Mary, Chloe Fisher y Suzanne Arms. ***Breastfeeding: Getting Breastfeeding Right for You.*** 2004. 296 págs. $17.95. Ten Speed Press.

Maravillosa descripción, con más de 150 fotos y dibujos, de la importancia de dar el pecho y de cómo hacer que el proceso funcione.

Sears, Martha y William. ***The Breastfeeding Book: Everything You Need to Know About Nursing Your Child from Birth Through Weaning.*** 2000. 272 págs. $14.95. Little Brown.

Entre otros tópicos, discute el reto práctico de dar el pecho, el que enfrentan muchas madres que trabajan fuera de casa.

Shulman, Martha Rose, M.D. y Jane Davis. ***Every Woman's Guide to Eating During Pregnancy.*** 2002. 288 págs. $16.00. Houghton

Mifflin.

Incluye 100 recetas en el marco de un curso acelerado sobre nutrición.
Sugerencias básicas sobre el aumento de peso, descanso en cama, controlar
náuseas, nutrientes clave y otros asuntos.

Walker, W. Allan y Courtney Humphries. *The Harvard Medical School
Guide to Healthy Eating During Pregnancy.* 2005. 304 págs.
$16.95. McGraw-Hill.

*Ofrece muchísima información sólida y consejos médicos razonables sobre
nutrición prenatal.*

Wiggins, Pamela K. *Why Should I Nurse My Baby?* 1998. 58 págs.
$5.95. Noodle Soup, 4614 Prospect Avenue, #328, Cleveland, OH
44103. 216.881.5151.

Lectura fácil, pero con una discusión muy completa sobre la lactancia.

Young, Nicole y Nadine Day. *Blender Baby Food: Over 1215 Recipes
for Healthy Homemade Meals.* 2005. 192 págs. $18.95.
Robert Rose.

*Recetas sencillas que facilitan la preparación casera de comida para
el bebé.*

Sitios en la red
Todos los sitios empiezan con www.

aap.org – American Academy of Pediatrics. Proporciona información
confiable sobre muchos tópicos relacionados con la salud y el
desarrollo infantil.

acog.org – American College of Obstetricians and Gynecologists.
Información sobre el embarazo y la lactancia.

ada.org – American Dental Association. Buena información sobre
nutrición, salud e higiene dental.

americandieteticassociation.org – Información sobre recomendaciones
dietéticas al día, diabetes gestacional, recomendaciones para grasa y
sodio. Tiene otro sitio, **eatright.org**, para estándares sobre nutrición
en situaciones de atención infantil.

arbys.com – Información nutricional sobre comidas que se sirven aquí.

dairyqueen.com – Información nutricional sobre comidas que se sirven
en esta cadena.

el polloloco.com – Información nutricional sobre comidas que se sirven
en este restaurante.

usda.gov – U.S. Department of Agriculture. Un tesoro de información
que incluye **MyPyramid** para toda edad.

futureofchildren.org – Packard Foundation. Publicación al día presenta investigaciones actuales sobre muchos temas relacionados con los niños.

kfc.com – Información sobre valores dietéticos de comidas que se sirven aquí.

lungoregon.org/tobacco/secondhand.html – Discusión de los riesgos de inhalar humo de segunda mano.

mcdonalds.com/app_controller.nutrition.Index1.html – Información nutricional completa sobre todas las comidas que se sirven en los restauranes McDonald's.

mypyramid.gov – U.S. Department of Agriculture. Escribe tu edad, sexo y nivel de actividad y recibirás una gráfica que muestra los alimentos que tú necesitas. Haz lo mismo con tu niño de 2 años o más.

nim.nih/medlineplus – National Institutes of Health. Fuente confiable de información dietética.

nrc.uchs.edu – National Resource Center for Health and Safety in Child Care and Early Education.

pizzahut.com – Otro sitio para información nutricional específica.

tacobell.com – Información nutricional de este restaurante.

Casi todos los restaurantes de comida rápida tienen sitios en la red y/o volantes informativos en sus restaurantes locales. Los restaurantes comunes y corrientes tal vez no tienen ni una cosa ni la otra porque sus menús varían bastante y sus comidas las preparan distintos chefs en el mismo restaurante. Las franquicias de comidas rápidas determinan un menú y llevan las comidas ya preparadas a los sitios donde las sirven.

Publicaciones periódicas

Hauck, Fern R, Omojokun, Olanrwaju O., Siadaty, Mir S., *Pediatrics*, noviembre, 2005, Vol. 116, págs. 716-723, **"Do Pacifiers Reduce the Risk of S.I.D.S? A Meta-Analysis."**

Kumnyika, S, Grier, S., *Future of Children*, primavera, 2006. Vol. 16, N° 1, págs. 187-207, **"Targeting Interventions for Ethnic Minority and Low-Income Populations."**

Story, M., Kaphingst, K. y French, S. *Future of Childen,* Vol. 16, N° 1, págs. 143-168, **"The Role of Child Care Settings in Obesity Prevention."**

"Obesity's Heavy Burden." *UCLA Public Health*, junio, 2006, págs. 6-11.

Acerca de las autoras

Jean Warren Lindsay, Jean Brunelli y Sally McCullough
trabajaron juntas muchos años en la Tracy High School,
Cerritos, California. Jeanne fundó el Teen Parent Program y lo
dirigió durante 16 años. Sally fue la maestra principal en el Tracy
Infant Center y Jean fue la enfermera del Infant Center. Tanto Sally
como Jean, por separado, sirvieron durante varios años de directoras
del Handicapped Infant Program en la misma escuela. Jean también
enseñó semanalmente una clase de salud prenatal en el programa de
Jeanne.

Jean es coautora, con Jeanne, de *Tu embarazo y el nacimiento
de tu bebé (Your Pregnancy and Newborn Journey)* y de *Crianza
del recién nacido (Nurturing Your Newborn).* Sally es coautora, con
Jeanne, de *La disciplina hasta los tres años (Discipline from Birth
to Three).* Ambas contribuyeron de una forma u otra en los distintos
libros de Jeanne para adolescentes embarazadas y que crían a sus
hijos.

Jean tiene grado de PHN, de Mount St. Mary's College, Los Angeles. Ella y su esposo Mike tienen dos hijos adultos y tres nietos.

El grado académico de Sally es en sicología, pero por su experiencia práctica, profesional y personal, se convirtió en experta en
asuntos de crianza. Ella y Stuart tienen tres hijos y cinco nietos.

La educación de Jeanne incluye M.A. en economía doméstica
y M.A. en antropología, ambas disciplinas con énfasis en el
desarrollo infantil. Ella y Bob tienen cinco hijos y siete nietos.

Las tres autoras resident en el área de Los Angeles.

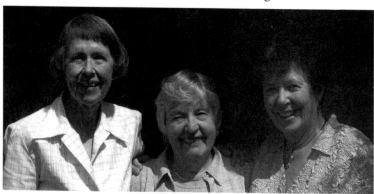

Sally McCullough, Jeanne Lindsay, Jean Brunelli

Índice

Morning Glory Press
6595 San Haroldo Way, Buena Park, CA 90620
714.828.1998; 888.612.8254   Fax 714.828.2049
Favor de pedirnos catálogo completo, inclusive descuento por cantidades

	Precio	Total
__ *Teens Parenting Curriculum completo*	$1236.00	_____

Uno de cada uno – seis *Comprehensive Curriculum Notebooks*
más 11 libros, 7 cuadernos de ejercicios, 8 videos, 5 juegos
Compre un texto y un cuaderno de trabajo para cada estudiante.

Comuníquese con nosotros para generosos descuentos por cantidad.
Recursos para maestros de padres/madres adolescentes/consejeros:__

	Precio	Total
__ *Books, Babies and School-Age Parents*	14.95	_____
__ *ROAD to Fatherhood*	14.95	_____

Resources for Teen Parents:

	Precio	Total
__ *¡Mami, tengo hambre!*	12.95	_____
__ *Mommy, I'm Hungry!*	12.95	_____
__ **Mommy, I'm Hungry Curriculum Notebook**	125.00	_____
__ *Tu embarazo y el nacimiento del bebé*	12.95	_____
__ *Your Pregnancy and Newborn Journey*	12.95	_____
__ Edición lectura fácil (nivel grado 2)	12.95	_____
__ **PNJ Curriculum Notebook**	125.00	_____
__ **PNJ Board Game**	34.95	_____
__ **Pregnancy Two-in-One Bingo**	24.95	_____
__ *Crianza del recién nacido*	7.95	_____
__ *Nurturing Your Newborn*	7.95	_____
__ Edición lectura fácil (nivel grado 2)	7.95	_____
__ *El primer año del bebé*	12.95	_____
__ *Your Baby's First Year*	12.95	_____
__ Edición lectura fácil (nivel grado 2)	12.95	_____
__ **BFY/NN Curriculum Notebook**	125.00	_____
__ **Serie de cuatro videos/DVDs– Baby's First Year Series**	195.00	_____
__ **Baby's First Year Board Game**	34.95	_____
__ *La disciplina hasta los tres años*	12.95	_____
__ *Discipline from Birth to Three*	12.95	_____
__ *Discipline Curriculum Notebook*	125.00	_____
__ **Serie de cuatro videos/DVDs – Discipline Series**	195.00	_____
__ **Discipline from Birth to Three Board Game**	34.95	_____
__ *El reto de los párvulos*	12.95	_____
__ *The Challenge of Toddlers*	12.95	_____
__ *CT Curriculum Notebook*	125.00	_____
__ **Challenge of Toddlers Board Game**	34.95	_____

SUBTOTAL (Llevar a parte superior página siguiente) _____

SUBTOTAL DE PÁGINA ANTERIOR _____

__ *Teen Dads: Rights, Responsibilities and Joys*   12.95   _____
__ *Teen Dads Curriculum Notebook*   125.00   _____

Más recursos para madres/padres adolescentes

Los siguientes libros NO se incluyen en serie completa
de *Teens Parenting Curriculum:*

__ *Moving On*   4.95   _____
__ *Will the Dollars Stretch?*   7.95   _____
__ *Do I Have a Daddy?* Empastado   14.95   _____
__ *Pregnant? Adoption Is an Option*   12.95   _____
__ *Surviving Teen Pregnancy*   12.95   _____
__ *Safer Sex: The New Morality*   14.95   _____
__ *Teen Moms: The Pain and the Promise*   14.95   _____
__ *Dreams to Reality — Help for Young Moms*   14.95   _____
— *The Softer Side of Hip-Hop*   9.95   _____

Novelas por Marilyn Reynolds:
__ *Love Rules*   9.95   _____
__ *If You Loved Me*   8.95   _____
__ *Baby Help*   8.95   _____
__ *But What About Me?*   8.95   _____
__ *Too Soon for Jeff*   8.95   _____
__ *Detour for Emmy*   8.95   _____
__ *Telling*   8.95   _____
__ *Beyond Dreams*   8.95   _____
__ *No More Sad Goodbyes*   9.95   _____

TOTAL _____

Adjuntar envío: 10% del total—mínimo $3.50; 30% en Canadá
Residentes de California, adjuntar 7.75% por impuesto de venta _____

TOTAL _____

Preguntar sobre descuentos por cantidad para guías de maestro y estudiante.
Se requiere prepago. Se aceptan pedidos de compra de escuelas/bibliotecas.

A falta de satisfacción, devolver en lapso de 15 días para reembolso.

☐ Cheque o giro   Mastercard ☐   Visa ☐

NÚMERO TARJETA DE CRÉDITO (favor usar sólo números, sin espacios ni guiones)

FECHA DE VENCIMIENTO   FIRMA (requisito con tarjetas de crédito)

Dirección para facturar con tarjeta de crédito _____

NOMBRE _____

TELÉFONO _____ # de orden de pedidos _____

DIRECCIÓN _____